なぜアゴの位置を正すと、痛み・歪みが消えるのか?

あなたの身体はアゴで激変する!

佐藤嘉則

ワニブックス
|PLUS|新書

はじめに

現代人は身体のどこかに不調を抱えている

あなたの頭の重さは約5kg、下アゴの重さは約500gあると聞いたらどう思いますか？　ボーリングのボールとペットボトル（500㎖）が自分の首の上にのっているところを思い浮かべてみてください（頭の重さは体重の7～10％）。急に重さを感じませんか？

ところであなたは、500gもの重さがあるアゴを意識していますか？　そのアゴを思うように自在に動かすことができますか？

現在、このアゴを自分の思うように動かせない人が増えています。急に右に動かしてと言われて、逆に左へ動かしてしまう人もいますし、口がまっすぐに開かない人も意外に多いのです。

このように、普段あまり意識されることのないアゴですが、実はとても重要な役割を果たしています。


世の中には原因不明の不調や不快感に悩まされている人が大勢います。たとえば、頭痛、首凝《こ》り、肩凝り、背中痛、腰痛、膝痛、手足のしびれや冷え、めまい、耳鳴り、かすみ目、目の奥の痛み、下痢や便秘、生理痛や生理不順、疲労感、息切れ、しゃべりにくさ、動悸、冷や汗、だるさなどの不調、さらには、集中できない、意欲が出ない、不安感に苛まれる、イライラするといった気分がなかなか払拭できないという不快感など、列記するだけでも相当な数になります。

そうした不調を軽減するために、多くの方は、まず原因として当てはまりそうな医療機関を訪れます。そして、そこでさまざまな検査をしても、「異常はありません」「原因は不明です。気のせいでは」「年齢のせいです」などと言われて、困惑してしまいます。

外科、内科、時には婦人科の医師のもとを訪れ、薬、痛み止めなどを服用し、湿布をもらって張っても、不調が改善せず、ドクターショッピング状態になってしまう人もいます。また、サプリメントを試したり、マッサージに行ったり、整体やカイロプラクティック、鍼灸などの治療院で施術を受ける人もいるでしょう。しかし身体を揉みほぐしてもらっても、骨格を調整してもらっても、わずか2~3日で元に戻ってしまうこともあります。

そんなことを繰り返しているうちに、多くの人は、結局、不調や不快感を抱えたまま、だましだまし付き合っていくしかないと諦めているかもしれません。あなたの周りにそんな人はいませんか？　もしかするとあなたもその一人かもしれません。

そんな不調や不快感、痛みの解決法が、たったひとつのこと、しかも手術など大掛かりなものではなく、小さな気づきにより劇的に改善したり、解決するとしたら……。

これらのつらい不調の原因のひとつに、アゴの不具合があると私は考えています。

「この腰痛とは十数年の付き合い。今までいろいろなことをしてきたのに、簡単によくなるはずがない」

「今までいくつもの病院に行って効果がなかったのに、そんなうまい話はない。たったひとつのことをやっただけでは無理に決まっている」

恐らくそうした否定的な反応になることでしょう。しかもそれが「アゴの位置のずれを治し、正しい位置に戻し、正しく動くようにすれば症状がよくなる」そう言われたらいかがですか？

「歯並びじゃなくて？」

「嚙み合わせではなくて？」

「アゴって何のこと？」

「歯医者さんで不調改善ができるの？」

そんな声が聞こえてきそうですし、「はぁ？　何を言っているの？」と思うかもしれませんね。

しかし、私が、アゴの全身にかかわる重要な役目に気づけたのは、やはり歯科医だったからこそなのです。

最近、虫歯や歯周病が全身の病気に関係しているということが言われています。全身の健康を語るうえで歯はとても大切という考え方も一般的になってきました。しかし、まだまだ、歯科医が語るべきは本業である「歯」や「歯肉」といった口腔の健康のことに限定されると思われているのが普通です。

しかし、私が重要視しているのは、その歯が生えている土台であるアゴです。人体の一番上にある頭と下アゴの関係こそが、全身の健康に対して重大な役割を担っているのです。

下アゴがずれていると、そのことで全身にさまざまな不調が現れます。先に挙げた不調や不快感をアゴのずれが起こしている場合は、アゴを正しい位置に戻さない限り本当の原因が除去できないので、いつまでも不調が続くこととなります。

このことに取り組んで15年以上が経った今では、多くの症例に対応してきた経験から、当たり前のことと思っていますが、施術を始めた当初は、身体が起こす瞬間的な変化に、治療をしている私自身も驚かされるほどでした。患者さん自身もあまりの変化にびっくりされることがよくあります。

一方、同業の歯科医をはじめ、整形外科や内科医、整体師、マッサージ師の方々にとっても、この改善現象の効果はあまり知られていないと思います。なかには「そんなバカな話はない！」と切り捨てる方もいらっしゃるかもしれませんが、実はそんなバカなことがあるのです。

不調を抱え、相談しに来た友人

私は大学卒業後、総合病院の歯科に入局し、その後、勤務医を経て約20年ほど前に自らの歯科クリニックを開業しました。開業から2年が経ち、診察や診療に対して徐々に自信を持ち始めたころ、古くからの友人が突然、クリニックを訪ねてきたのです。

久しぶりに会った友人は、顔色も悪く、ひどく疲れているように見えました。話を聞いてみると、「この10年近く、ずっと頭痛、首と肩の凝り、めまい、倦怠感といった症状に悩まされている」と言います。何か所もの病院を訪ね歩き、さまざまな検査を受けたそうですが、結局、原因はわからずじまいだったようです。そして症状を軽減するために、頭痛薬、睡眠薬などが手放せない毎日になっているとのことでした。

そんな彼がたまたま手にした雑誌で目にしたのが、歯科治療で体調が回復した人の記事だったのです。

「もしかして、自分も歯科治療でよくなるかもしれない」

そんな希望を持って、しばらくぶりにわざわざ、昔からの友達である私を訪ねてきてくれたのでした。

確かに、私の患者さんのなかには、治療をしている間、また治療後に頭痛や肩凝りがラクになったと言ってくれる人もいましたので、歯科治療と頭痛や凝りといった諸症状とには、なんらかの関連性がありそうだ、とは感じていました。ですから、彼に対してともかく持ち得るすべての力で治療に当たることを約束したのです。

まず、最初に行ったのが虫歯の治療です。さらに口が開きづらかったうえに、上下の歯でしっかり嚙めていないという状態だったので、私が日々行っている通常の虫歯の治療をし、仮歯を入れ、そして歯科で扱う就寝時に歯ぎしりを防止するための一般的なマウスピースをつくりました。そして、様子を見ながら、咬合紙（上下の歯の当たり方をチェックする赤や青の専用の紙）や咬合器（模型上でアゴの動き方や、噛み合わせの位置を確認する装置）を使い、少しずつ、慎重に噛み合わせの調整をしていきました。そして同時に関係がありそうな専門書を調べ直し、彼の症状を改善する策はないかと探すなど、全力で治療に当たったのです。

治療の結果、私としては、彼は上下の歯でしっかりと噛めるようになったと思いました。しかし、彼を悩ませているさまざまな症状に大きな改善や変化は見えませんでした。そこで、金属アレルギーを疑い、過去の治療で使われていた金属をすべてノンメタル素材に変更し、詰め直したり、かぶせ直したりしました。何度かやり直しましたが、それまでやってきた治療以上にこれから何をどうしたらいいのかわからず悩みました。結局、そのときの私の治療が彼のつらい症状の改善に役立っているという実感はほとんどありませんでした。

そうこうしているうちに、彼は「会社を辞めて引っ越すことになった」と、わざわざ挨拶に来てくれました。そのとき「ずいぶん噛みやすくなった」と私をねぎらってくれたのですが、初めて来たときに見たつらそうな様子は相変わらずでした。

彼が帰ったあと、私は歯科医として「他のやり方で、もっとできることがあったのではないか」と、後悔の念が湧きあがるのを抑えることができませんでした。一縷の望みとして私を頼ってくれたのにもかかわらず、不調状態にほとんどめぼしい改善がないという不甲斐なさにも腹が立ちました。

患者さんのなかには頭痛や肩凝りが軽減したといった声も聞かれましたが、それらは学術として確立しているものではない。歯が身体の不調を改善するなどは偶然の産物にすぎず、結局、因果関係はないのだろうと思うしかありませんでした。そして私が身につけてきた従来の歯科医学の治療には限界があること、やはり、歯科医師の自分は口の中だけを診る専門医にすぎず、全身を診ることなどできないし、わからないのだと痛感したのです。

改善へのヒント

それから数年後、とある歯科医に向けたセミナーで、登壇した講師の先生がおっしゃったひと言に、私は強く反応することになります。

「噛み合わせが変わると、身体はいろいろなところで反応し、変化する」

そして、デモンストレーションとして行われたのが、受講者を起立させた状態でのさまざまな施術でした。その講師は噛み合わせの状態を変えると、たちまちにして身体のバランスに変化が起こることを受講者に見せたのです。さらに講師は、受講者の全身の筋肉に触ったり、骨格の状態を確認したりするといったことを行っていきました。

皆さんもご存知のとおり、歯科治療では患者を診療台に座らせたり、寝かせた状態にして治療を行うのが一般的です。かくいう私もその施術に出合うまで、歯科医師が患者さんを立たせてチェックするなどという発想自体もありませんでした。もちろん、全身の筋肉や骨格を患者を立たせたままで診査するなどといった方法は、見たこともやったことも、そして学んだこともありませんでしたから、ただただ驚くしかありませんでした。

そのとき私は「肩凝りが良くなっていると言われても、自分は患者の肩や首に触ったこともなく、その凝りの判定方法も知らない。凝っている筋肉の箇所を触診もしていないのに、ただ患者さんの〝調子がよくなった〟という言葉を鵜呑みにしていただけだった」と思うようになっていきました。身体の仕組みを知らずして、全身の治療の優劣などがわかるはずもありません。この経験から、歯から全身を診る、全身から歯を診て、不調が改善するのではないかという思いを持つようになり、そして、「このような方法を確立し、もっと改良していけば、歯科治療が口の中の治療にとどまらず、全身の治療に役立つようになる」というひとつの確信を得たのです。

しかしながら、いざ学び始めると、知らないこと、覚えるべきことが多すぎました。しかもひとつの疑問が解決すると、今度はふたつの疑問が生じるといった状態になってしまうのです。これまで歯科医として必要な勉強はしてきましたが、全身に対する医療は門外漢。私の目指す〝全身と歯を総合的にとらえる学問〟を修めようとするなら、片手間の勉強ではとても追いつかないことがだんだんと身に染みてわかってきました。やるからには集中して一気に勉強したい、という思いが膨らんでくる一方で、せっかく開院した自分のクリニックは6年目を迎えて、頼りにしてくれる患者さんも増えていたので、閉院してしまうことに後ろめたさを感じていました。それになにより、閉院してしまうことによる経済的打撃を考えると……。

不調の改善に対し、できなかったことやわからなかったことへ、歯科からの打開策が見えた今、勉強のために精進するか、これまでどおりの生活を送るか……私はふたつの道のどちらを選ぶべきか、日々悶々と悩み続けました。結局、この分野の知識と技術を極めたいという気持ちには勝つことはできず、家族と相談してクリニックを閉院することにしたのです。

閉院後の2年間はとにかくあらゆる分野の勉強をしました。咬合学をはじめ、機能学、構造学、生体力学、解剖学、生理学、内科、整形外科、精神科など医科の基礎知識、西洋式手技療法、カイロプラティック、オステオパシー、アプライド・キネシオロジーなど、西洋医学はもちろん、五行、経路の流れ、ツボなどの東洋医学、さらには代替療法、ヨガや民間療法まで、分野を問わず、学んだと言っても過言ではありません。また、医師、整体師、鍼灸師、スポーツトレーナーのもとに足を運び、実際的な話を伺うこともありました。

そうやってあらゆる分野のさまざまな知識が蓄積していくにつれ、私のなかでひとつの結論が導き出されてくるのがわかりました。

それは、「身体の不調は歯や歯並びの問題を考える以上に、歯が生えている土台のアゴの、頭や身体に対するずれが、より問題を起こしている」ということでした。土台のアゴがずれていることを、原因のはっきりわからない身体の不調の原因のひとつとして考えるべきだということです。そしてその仮説をもとに、アゴの位置を修正すると、アゴに問題のある人は、瞬時に症状の改善変化が起こるということもわかってきました。

その後、全身のバランスを考えた検査、診断、治療の方法も自分で少しずつ改良し、徐々に精度を極め、確立させていくことができました。

アゴの位置で不調を治療する歯科医に

2004年、私は自身2回目の開業クリニックとなる『幸健美歯科クリニック』を開院しました。そして同時に、私の友人のように、原因不明の不調に悩んでいる人に、私が探究した歯科の治療で、少しでも役立ちたい、またアゴの位置の大切さを知ってもらいたいという思いから、院内に『顎・咬合センター』を開設したのです。

世の中には噛み合わせや歯並びを治すことで不調を軽減するという考え方をもとに、治療を行っている歯科医師の方も多数いらっしゃいますが、私が基本として考えているのは「アゴをまず正しくしましょう」ということです。噛み合わせや歯並びを調整しただけでは限界があると思っています。見た目の歯並びがいくらきれいになっていても、実は正しい噛み合わせとは言えないのです。『歯並び』より、頭や全身に対する『アゴ並び』が大切なのです。

これまでアゴの位置によって全身の痛みや凝りが改善したり、筋力の柔軟性や身体のバランスが変わったりといったことは、歯科医学の教科書ではまったくと言っていいほど触れられてはいませんでしたので、このことは、歯科からの革新的健康療法と言ってもいいのではないでしょうか。実際に、どこに行っても原因がわからないと悩んでいた患者さんが当院を探して来院され、健康を取り戻している事例が少なくないのです。あなたの、長年の不調はアゴの位置の歪み、ずれが起こしているかもしれません。

さあ、アゴを正しい位置に戻しましょう。そして、アゴの動きがスムーズになれば、先に述べたような不調や不快感から解放されるかもしれません。さらに、身体のバランスが改善することにより、スポーツ選手なら、筋力、柔軟性、敏捷性、パワーなどのパフォーマンスアップにつながりますし、ケガの防止、疲労回復にも役立ちます。特に女性にとっては、プロポーションの改善や小顔効果という審美的に嬉しい結果をもたらすこともあります。

次の第1章からは、アゴの役目とは何なのか、なぜアゴの位置が大切なのか、アゴのずれが実際に身体にどんな悪影響を及ぼすのか、また自分でアゴの位置を正す方法などを説明していきます。

多くの人々が毎日の生活のなかで、アゴのことを考えることなどほとんどないことと思います。この本で、アゴとは何のためにあるのか、身体のみならず心にまで、どのように関係しているのか、なぜアゴのずれが問題となっているのかを知っていただきたいと思います。

目次

第1章

実は大切な下アゴの位置、まずは自らチェック！

論より証拠。アゴのずれを治したら身体と心の不調が消えた

それでは、これまで当院で治療した患者さんの症例の一部を紹介したいと思います。私の治療では、基本的に薬を処方しませんし、もちろん手術なども行いません。さまざまな検査、診断のあと、患者さんに合わせたオーダーメイドによるマウスピース（MOSP）を製作します。また、既製式のマウスピース（A・S）を併用する場合もあります。これを患者さんに装着してもらい、日常生活上の注意点、アゴの体操などを指導し、それを実践してもらうことでアゴの位置を修正・矯正するという方法を用いています。

以下は当院で治療を行った際、即座に改善変化を示した症状の例です。もし、アゴのずれが不調に関係している場合には、アゴの位置に修正を加えるだけで、驚くほどの効果が得られます。

・首、肩、腰の凝りが瞬時に柔らかく変化する
・重心のバランスがよくなり、ふらついていた上体がしっかりしてくる
・両腕の筋力が均等化し、力強くなる

・身体が軽く感じる、痛みが和らぐ
・前屈などの柔軟性が増す
・まぶたなど目の周囲のピクピクが減る
・視界が明るく感じる
・上がりにくかった腕が上がるようになる

症例❶ ●37歳、女性

頭痛、肩凝り、腰痛、手足のしびれ、眼精疲労が10年ほど続き、集中力の欠如、疲れが取れない日常に常につらさを感じていました。食事中にほっぺたを噛んでしまったり、言葉が発音しづらかったりという症状もありました。

脳ドックを受診しましたが正常で、マッサージにも行きましたし、目薬をさしたり、食事療法やサプリメントも試したりしました。もしやと思い婦人科にも行ってみましたが、異常ナシ。結局、これといった原因を特定することはできませんでした。自分でできること、考え得ることはすべてやってみたのですが、どの方法でも改善には至りませんでした。そんなときに「もしや」と思ったのが歯でした。そこで「歯」や「噛み合わせ」が原因ならばと、思い、「ダメ元でいい。もし10分の1、100分の1でも今の状態が改善できればラッキー」くらいの気持ちでクリニックを訪ねたのです。

説明もわかりやすく納得できましたし、修正体験で身体の変化を実感したことから、治療をお願いすることにしました。

マウスピースを使った治療がスタートして1か月ほどで、耐えられないほどの頭痛がなくなったのです。10年間悩んでいた症状が約1か月で激減したのはすごいと思いました。またしゃべりづらさや、声が籠もることもなくなり、食事中にほっぺたを噛んでしまうというストレスもなくなりました。もう、夜中に肩凝りや頭痛で起きることもなくなって、ダラダラ寝ていることもありません。そして、思わぬ副産物もありました。

それは視力がよくなったこと。眼科医に「君の年齢で視力が上がるのはめったにない」と不思議がられ、結局2度ほどメガネの度数を変えることになりました。

症例❷ ●27歳、男性

顎関節症を原因とする頭痛、肩凝り、首凝り、そして頭痛薬の服用によって湿疹や胃腸障害を併発していました。顎関節症については、３か所の口腔外科に行き、３か所目は大学病院でしたが、まったく改善されることがありませんでした。そんなときにテレビで顎関節症と頭痛との関係性を紹介する番組を見て、インターネットで検索してクリニックにたどり着きました。

こちらでは、アゴのずれが体調不良の原因か否かを、スティックなどを噛むことで検査しますが、アゴずれが原因ならば、一瞬で改善反応が見られると説明されました。そこでスティックを噛み、アゴのずれを一時的に修正してもらったところ、瞬時に肩と首の凝りがなくなったのです。また身体もラクになったことで、「これは治る」と確信を持ち、治療を受けることにしました。

顎関節症もよくなり、口も開きやすくなりました。頭痛薬が手放せなかった頭痛や、肩凝り、首凝りもなくなったことから、薬はほとんど飲んでいません。そのため胃腸の調子がよくなり、また湿疹が出る頻度も少なくなり、かなり状態はよくなっています。

症例③ ●34歳、女性

20歳のころにアゴに痛みを感じて、口腔外科に行ったところ、顎関節症という診断を受けました。1か月に一度、マウスピースの調整のために通院しましたが、一向によくならないだけでなく、頭痛もするようになってしまいました。そのことを医師に訴えると、噛み合わせに問題があると言われ、今度は噛み合わせの治療を行うことに。しかしこの治療によって、軟らかいものしか食べられなくなってしまったのです。食事を選ぶ基準はアゴに負担をかけないこと。自分の食べたいものではなく、いかに軟らかい食材を探すかが私の食事の基準になったのです。しかも食事のあとは頭痛がひどくなるので、食後は薬を飲んで横になり、頭痛が治まるのをじっと待つ、という生活でした。

そんな生活を送るなかで、このまま口腔外科に通い続けて治るのかという疑問も出てきましたし、医師に相談しても治療は噛み合わせの調整と頭痛薬の処方というワンパターン。整体にも行きましたが、調子のよさも一過性にすぎず、このままでは好きなものも食べられず、一生頭痛と付き合うのかと思い、絶望していました。

藁にもすがる思いでクリニックを訪れ、噛み合わせ相談で仮にアゴを正しい位置にしてもらったところ、その瞬間に文字どおり目の前が明るくなったのです。口腔外科では私の症状は一切、理解されていませんでしたから、治してくれる歯科があったということにビックリしました。

アゴがこれほどの作用を身体にもたらすことに驚き、治療がスタートしてからは「頭痛に悩まされない、本来の自分と元気を取り戻す」ことを夢に見ていました。

最初の1か月から半年は頭痛がしたり、体調のよい日と悪い日を繰り返しましたが、よくなっていることがわかっていたので、焦りを感じることはありませんでした。そうこうしているうちに、それまで外出もままならなかった私が遠出もできるようになり、今では仕事ができるまでに回復。ときにハードな日もありますが、そんな日でも仕事をしていなかったころに比べれば、以前よりも体調がいいです。

この治療に出合わなければ、肩凝り、頭痛に悩まされ、仕事にも集中できず、薬が手放せない生活だったと思います。

症例④ ●40歳、女性

10代のころから慢性的に左肩と左腰にしびれがありました。また倦怠感がひどく、泥のように重い身体を無理やり動かす、そんな毎日を送っていました。常に首や肩が硬くなっており、疲れると腕を上げるのもおっくうになるほどひどくなりました。また疲れると気分の落ち込みが起こり、そんなときは無性に甘いものが食べたくなったものです。いろいろ試してみましたが、よくなるどころか、頭がぼんやりしたり、フワフワするようなめまいを起こすことが多くなり、仕事でもミスをするようになってしまいました。脳への血流が滞っていることを疑い、血流促進効果があるとされるサプリメントも試してみましたが、改善はありませんでした。

院長先生の、ストレスでアゴが緊張して痛くなり、首の筋肉が硬くなり、脳の血流が悪くなり、そして腰痛も起こるという説明がいちいち腑に落ちました。

マウスピースを使うようになってからは、急に身体が軽くなり、歩き方も速くなりました。今はすっかり症状がよくなって、パワーもあります。それに落ち込まなくなり、甘いものへの依存もなくなりました。また以前は声のとおりが悪く、話しづらかったのですが、身体の歪みが消え、軽くなっていくとともに、声もよく出るようになって、話しやすくなってきました。

今は多方面にわたりＱＯＬ（クオリティ・オブ・ライフ）が向上したことを実感しています。

症例⑤●33歳、男性

慢性的な肩凝りに悩まされ、整体に行ってもすぐに凝ってしまうという状態でした。整体では解決できない、根本的な対策はないかと探していたときに、インターネットで紹介されていた治療体験を見て、クリニックにたどり着き、「アゴのずれが他の箇所に影響を及ぼす」という考え方に大いに興味を持ちました。

アゴずれの考え方はもちろんですが、アゴずれを一時的に修正してもらったときの効果を実感できたことも決め手となり、治療を始めてもらいましたが、肩凝りの劇的な軽減に驚いていています。

以前は事務仕事をしていると背中から頭にかけて重くなる症状が続いていましたが、

今ではすっかり改善。常用していた肩凝り用の薬も飲む必要がなくなっています。

症例⑥●36歳、女性

子どものころから口を大きく開けると曲がってしまうので、ずっと気にしていました。3年前、1年前に2度にわたり、奥歯の一部が欠けてしまったことから、食いしばりのクセがあることに気づきました。

体調の不良は、最初に歯が欠けた3年ほど前から始まりました。背中の痛みで早朝に目が覚めてしまったり、起床したときに首や肩が痛く、朝まで熟睡できない状態でした。またいびき、鼻づまり、特に冬になると鼻血や手足のしもやけに悩まされていました。

クライミングとヨガを5年ほど続けており、食事面と身体のセルフメンテナンスには気をつけていましたが、これらの症状が改善されることはありませんでした。

ただ歯が欠けたときに、食いしばらないように気をつけて生活したところ、肩凝りが少しやわらいだことから、噛み合わせを直せば、食いしばりや肩凝りが治るのではないかという期待がありました。

カウンセリング時にアゴの位置を調整してもらったら、こりこりしていた左の首筋が、一瞬にしてほわっと温かくなるのを感じ、触ったときもまるで搗《つ》き立てのお餅のようにふわふわと柔らかくなっていた衝撃は忘れられません。

マウスピースを使い始めてから、動かすと痛かったり、筋肉痛のような状態になりましたが、朝まで眠れるようになり、背中の痛みもなくなりました。ヨガではできなかったポーズができるようになったり、クライミング時は身体の安定感が増したと実感しています。また気分の落ち込みや消極的な気分がなくなり、毎日明るく過ごせるようになりましたし、疲労感が少なくなり、一日にたくさんのことをこなせるようになりました。アゴが身体だけでなくメンタル面にも影響があったことに驚いています。

それでは、あなたのアゴをチェックしてみましょう！

●まずは鏡でチェック

私たちは、日々、鏡で自分の顔を見ていますが、特にアゴの位置を気にして見ることはほとんどないと思います。「今の顔」に慣れているため、たとえずれがあったとしても簡単に気づくものではありません。

そこで、自分で簡単にズレがわかるチェック方法を説明します。顔全体が良く見える明るいところで行ってください。これから説明する3つのチェック方法によって、現在の自分のアゴとアゴ周辺の状態を知ることができます。

まずは、鏡を用意して、映ったあなたの顔を観察してみましょう。

◉各パーツをチェックする

基準線があるとチェックが容易になり

鏡に描く基本線

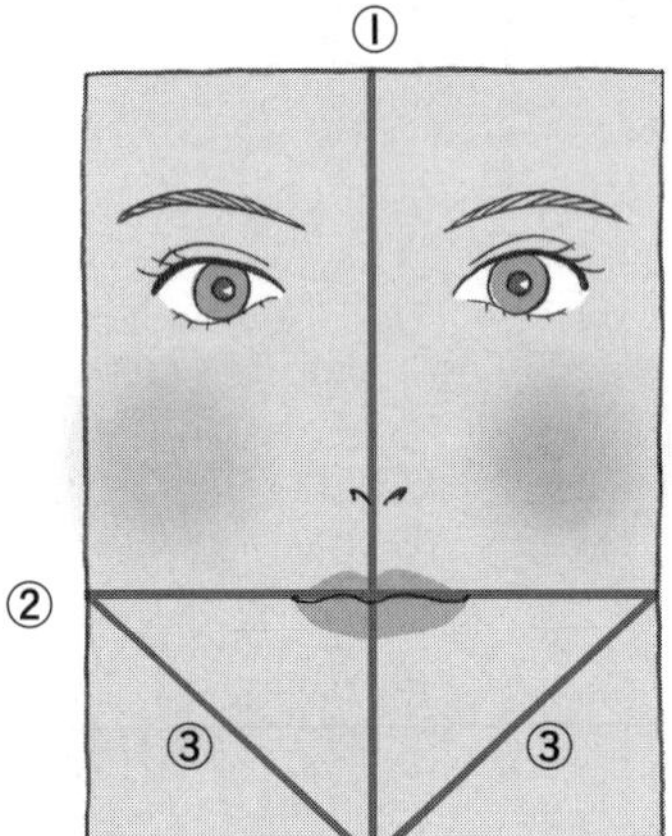

ます。まず顔全体が映る鏡の中心に上から下まで縦線を引き（①）、口元が映るくらいの位置の右から左に横線を引き（②）、アゴの位置の基準になる線を横線の両端から下に向かって斜めに描いておきます（③）。
　正面からまっすぐ顔を映して、両目が水平になるように顔の位置をセットしましょう。

チェックポイント

●アゴの真ん中にあるでっぱり（オトガイ隆起）がどちらかにずれている
●エラの部分の左右の高さが違っている、また見え方が違っている
●左右の鼻唇溝（ほうれい線）の形、深さ、長さが違っている
●口角がどちらかに傾いている
●上下の前歯を軽く合わせたとき、それぞれの中心が大きくずれている
●鼻が曲がっている
●鼻の穴の大きさが違っている
●左右の目の大きさが違っている

●眉毛の位置がずれている
●頬の幅、高さは違っている
●笑ったとき、口角の高さが違っている、唇の形が歪んでいる
●身体全体を映したとき、首が肩の中央にない、肩の左右を結ぶラインが水平ではない

多少の差であれば、特別に気にする必要はありません。なぜなら完璧な左右対称の顔はないからです。ただし該当箇所が4つ以上あった場合、要注意。
続いてアゴの動きを確認してください。

◉アゴの動きをチェックする

次の項目のなかに、ふたつ以上当てはまるものがあれば、たとえ顔に歪みがなかったとしても、アゴずれがあり、動きが悪くなっている可能性があります。

●口が開けにくい

●口を開けると痛い
●スムーズに開かない
●まっすぐ開かない
●口を開けたり、閉めたりするときに雑音がする
●下アゴを前後左右に動かしたとき、スムーズに動かない
●下アゴの前後の動き、左右の動きそれぞれに差がある
●両手で耳の前にあるアゴの骨のでっぱりに触れる。その状態で口を開け閉めしたとき、左右に差がある（高さ、動き、位置など）
●頬の内側や舌を噛んでしまうことがある

◉頭を動かしてチェックする

次は上体をまっすぐにして、頭を動かしてみます。

頭と首と肩の可動域はアゴの位置と関係しています。特に左右で同じ動きができないときは要注意です。

●頭を前後左右に動かしたときに、アゴ、首、肩に痛みがある
●変な音がする
●周囲の筋肉が凝っている
●首を傾けたとき、左右で差がある
●首を回して振り向くとき、左右で差がある

下アゴの可動域は健康な人で、アゴに大きな問題を抱えていなければ、左右は20〜30㎜、前後10〜15㎜、縦40〜60㎜の幅です。前後の動きとしては前のほうが可動域が広くなります。口を開けたときに、自分の指3本分が入れば問題ありません。しかし、左右どちらかの可動域が特に狭い、まっすぐに口を開け閉めしづらい、動かしづらいなどということがあれば、アゴのずれが起こっている可能性があります。

いかがだったでしょうか。①に4つ以上、②③に何個かチェックが付いた方は、アゴ

がずれている可能性があります。

アゴの位置をずらしてしまう習慣

あなたは、いつも力を入れて歯を噛み締めていませんか？

アゴに悪影響を及ぼす原因のひとつとして、ストレスによる食いしばりがあります。

ヒトのアゴは一日のうちのほとんどをリラックスした状態で過ごすようにできています。つまり、唇は閉じた状態ですが、上下の歯は接触することなく、通常１・５〜２・０㎜ほどの隙間を保っているのです。この隙間のことを『安静空隙』と言い、リラックススペースとも言われています。私たちは、普通に生活しているほとんどの時間、上下の歯を接触することなくフリーの状態を保っています。実際に、上下の歯が接触するのは、食事の時間を含めても、一日約15〜20分程度しかないのです。皆さんが考えているよりもずいぶんと短いと思われたのでは。つまり、ヒトのアゴは、一日のうちのほとんどをリラックスした状態で過ごすようになっているのです。

それがストレスなどによって強く噛み締めている時間が長くなっていたり、就寝中に歯ぎしりをしていたりすると、アゴや顎関節には常に負荷がかかっていることになり、周辺の筋肉も緊張し続けます。その結果、首や肩の凝り、頭痛などが引き起こされることになります。ここでは、まず強く噛み締めたり、食いしばったりすることはよくないと覚えておいてください。

その他には、虫歯や歯が抜けたままにしておく、不適切な治療を要因とした片噛みのクセなどでもアゴは、ずれます。頬杖、うつぶせ寝、片側寝、バッグを片側だけで持ったり、いつも同じ側で足を組んだりすることでも起こります。さらに自分の体型に合っていない寝具や机、椅子といったことも原因になります。そして、家族で楽しんでいるテレビ、その位置も要注意なのです。家族でリビングでの団らん時、たいてい決まった席に座ってテレビを見ていることが多いと思います。テレビに対して真正面の席以外の家族は左右どちらかの決まった方を向いていないでしょうか。このように同じ偏った姿勢を取り続けることでもアゴは、ずれてしまいます。

他にも楽器を演奏しているときや、動きが左右どちらかに偏っているスポーツ競技なども要因になり得ますし、仕事で同じ体勢を取り続けることも注意したいところです。

うつむき姿勢がアゴずれを生む

前に挙げた理由の他に現代人にとって要注意なのが近年急速に普及したパソコンとスマートフォンです。

私たち現代人は文明の発展とともに、とても便利な生活環境を手に入れました。クルマ、電車といった移動手段は言うに及ばず、特に情報を取り巻く環境は格段の進歩を遂げています。通信手段における発展のスピードは目覚ましく、ＩＴ関連の専門家でなければとてもついていけるものではありません。オフィスにはパソコンが当たり前になり、仕事の内容によっては、一日中、画面から目が離せないという方も多いことでしょう。マウスを使っているとき、身体は傾いていることが多く、左右均等でいることができません。これは全身の歪み、ねじれ、そしてアゴずれの原因となります。さらに長時間座りっぱなしになることも多いので、慢性的な運動不足につながります。

一方のスマートフォンですが、この便利な機器の普及率は平成25年度末で62・6%（総務省「平成25年通信利用動向調査」より）にもなっており、情報収集手段はもちろん、発信手段も様変わりしました。特にソーシャルメディアについては次々に新規サービスが登場し、かくいう私もフェイスブックやツイッター、ラインならば漠然とわかったつもりでいますが、インスタグラム、ピンタレストとなると何をやれるものなのか、どんな役割を果たすのかさっぱりです。またテレビでは新しいゲームの広告を見ない日はありませんし、電車内を見回せば、本や雑誌を読んでいる人はほんのわずか。ほとんどの人がスマートフォンの画面を見つめています。

では、パソコンとスマートフォンの登場によって、現代人の何が変わったのでしょうか。こうした通信手段の発展により、資料や写真、映像までもがメール一本でオフィスに届く時代です。利便性が増した一方で、残念ながら歩く時間はどんどん短くなってきました。この状態を健康という観点から見ると「こんなに歩かなくて大丈夫なのか？」と心配になってしまうほどです。さらに、歩かないことで、全身の筋力が弱くなり、姿勢も悪くなりました。

よい姿勢例・悪い姿勢例

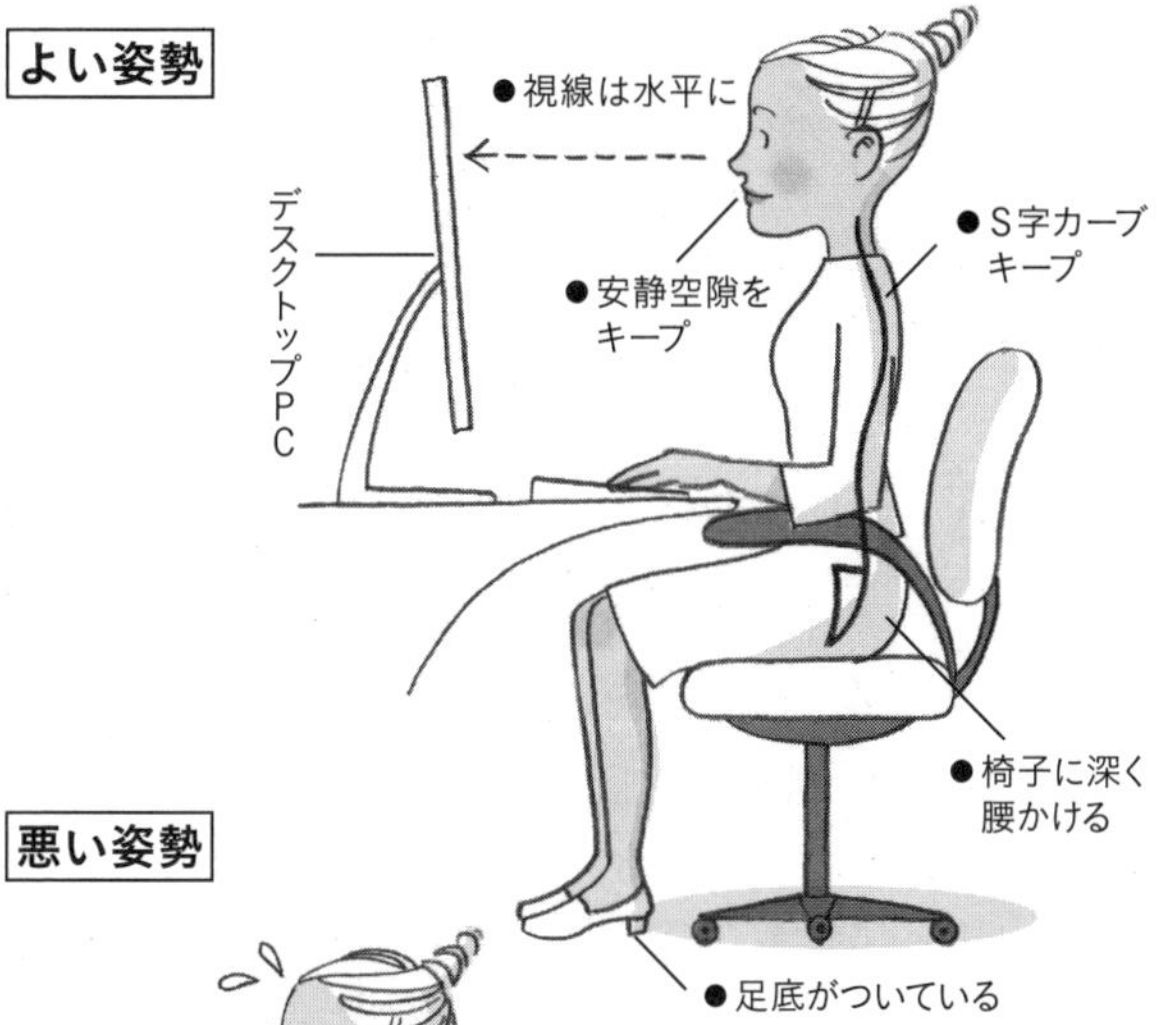
よい姿勢
●視線は水平に
デスクトップPC
●安静空隙を
キープ
●S字カーブ
キープ
●椅子に深く
腰かける
●足底がついている

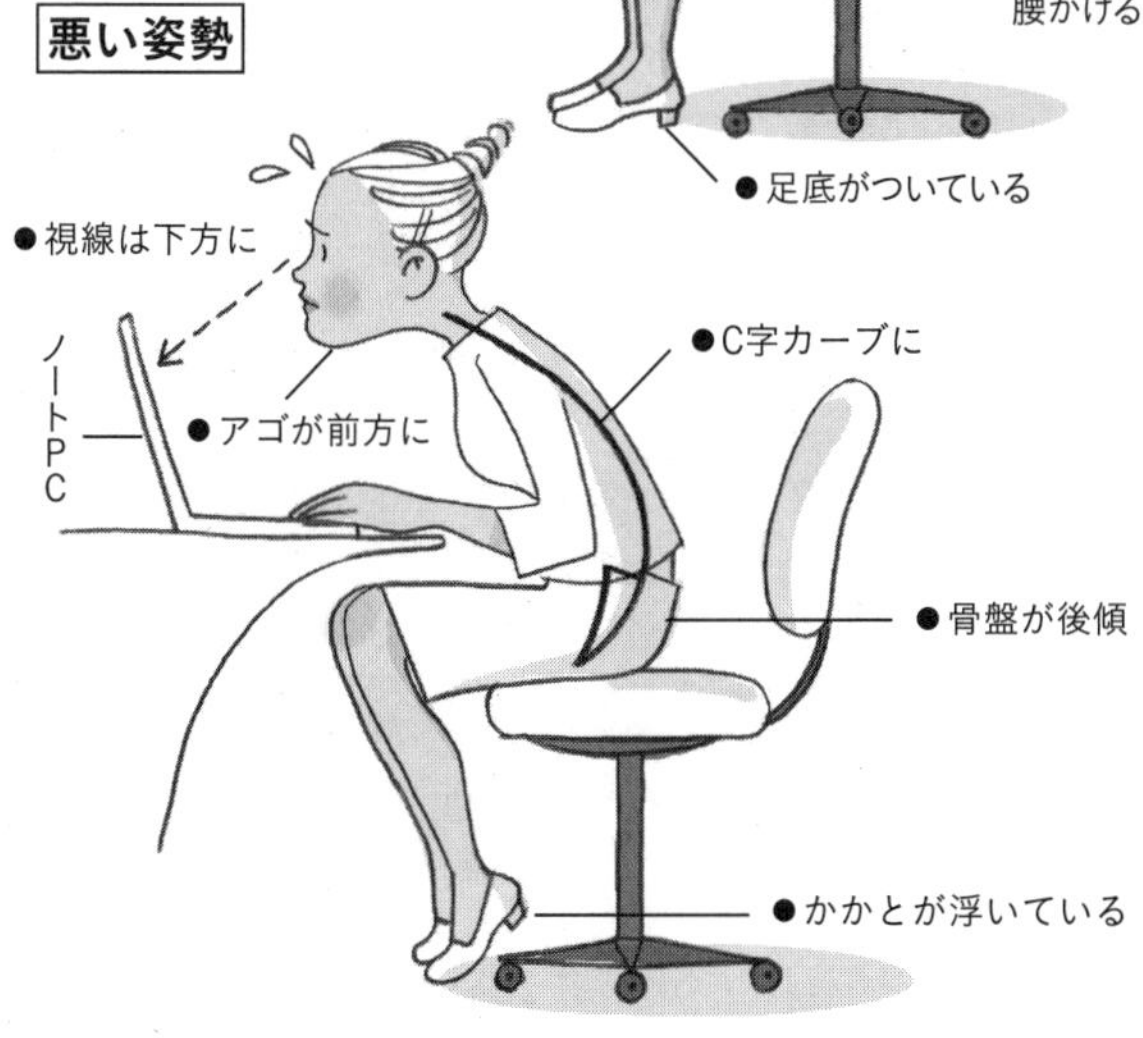
悪い姿勢
●視線は下方に
ノートPC
●アゴが前方に
●C字カーブに
●骨盤が後傾
●かかとが浮いている

姿勢への影響を見てみると、ほとんどの人が、パソコンやスマートフォンの画面に集中して見入っているとき、前かがみの姿勢になります。そのうえ、頻繁に画面を両手の指で操作し続けることが、さらなる前かがみ姿勢を助長しています。オフィスや電車内を見回してください。背筋がスッと伸びて、美しい座り姿勢で画面を見ている人は数えるほどしかいないでしょう。こうした前かがみの姿勢を長時間行っているため、身体はいつしか固定されて、うつむき姿勢が当たり前になってしまっているのです。

このうつむき姿勢がアゴのずれに大きな影響を及ぼしています。下アゴは筋肉で頭蓋骨にぶら下がった状態にありますので、前かがみになっていると、アゴも前に出てしまうのです。

パソコンやスマートフォンは便利な道具ですが、使い続けることで姿勢に悪影響をもたらし、それはアゴにも無関係ではないのです。

アゴのずれが関係すると思われる不快症状

アゴがずれたままだと、身体はバランスを取ろうとして、どこかで無理をすることになります。この無理が積み重なると身体にはさまざまな症状となって表れます。

【アゴのずれと関係のある不快症状の例】

頭痛、首凝り、肩凝り、腰痛、膝痛、背中の痛み、腕が上がらない、しゃべりにくい、発音しづらい、呼吸がしづらい、手足のしびれ、だるさ、喉の違和感、耳鳴り、めまい、鼻づまり、睡眠不足、いびき、目の疲れ、目の周りがピクピクする、胃の調子が悪い、高血圧、不整脈、動悸、息切れ、ふらつき、生理痛、生理不順、イライラ、意欲の低下、元気が出ない、集中できない、倦怠感など

外科的なものから、内科、婦人科、呼吸器内科、精神科にまで当てはまる、実に幅広い症状が表れてくることがおわかりになるでしょう。これらがアゴのずれによって引き

起こされているとしたら……。症状があるのに、病院を何か所も回っても、原因不明と言われてしまう場合もよくあります。

健康を語るうえでアゴは日常そんなに意識するものではありませんが、実は私たちの身体のバランスの要といってもいい部位です。その理由は第２章で詳しく説明しますが、アゴがずれる、たったこれだけのことがジワジワとあなたの身体を蝕んで、不調にしていくのです。そして、ずっと以前から少しずつ身体に警告信号が点滅しているのに、痛み、しびれが激しくなり、動けなくなるなど深刻な状況になるまで気がつかないことが多いのです！

第2章

うつむき姿勢が及ぼす、アゴへの重大な影響

スマートフォンとストレートネック

さて、現在、スマートフォンの普及率が62％を超えていることは前述しましたが、今年2月、驚くべきデータが公表されました。それは女子高生がスマートフォンや携帯電話を使う時間がなんと一日平均7時間というものです（デジタルアーツ調べ）。なかには15時間以上という強者も9・7％もいるそうで、寝ている時間以外はほとんどスマートフォン画面を見ながら何かしていると言っても過言ではありません。

こうした若年層がスマートフォンを手放さずにいる様子は、『スマートフォン依存』『スマートフォン中毒』などと言われて、メディアにも頻繁に登場していますが、私は２０１３年に新聞に出ていた記事を思い出し、「今後、我が国でも若い世代の首の病気が増えるだろう」と心配してしまいました。

その記事とは韓国保健福祉省所管の国民健康保険公団によって発表された調査結果です。内容は２０１０～11年の頸椎椎間板ヘルニアの患者数を調べたところ、年平均８％増加しており、特に11年では前年比12％。なかでも20代が最も高かったというもので、専門家はこうなった理由を『スマートフォンの普及が進み、長時間、うつむくようになったこと』と分析していると書かれていました。韓国でのスマートフォン普及率は約89％で世界第２位と実に高い数値となっています（総務省調べ／平成26年）。ちなみに第1位はシンガポールの約93％。彼の国の首に無理がかかることに起因する筋肉や骨の痛み、しびれといった疾患は相当数にのぼると推察していました。

頭を支えるための骨は頸椎と言います。つまり「首の骨」ことです。首の病気である、頸椎ヘルニアやストレートネック

ストレートネックと頸椎のカーブ

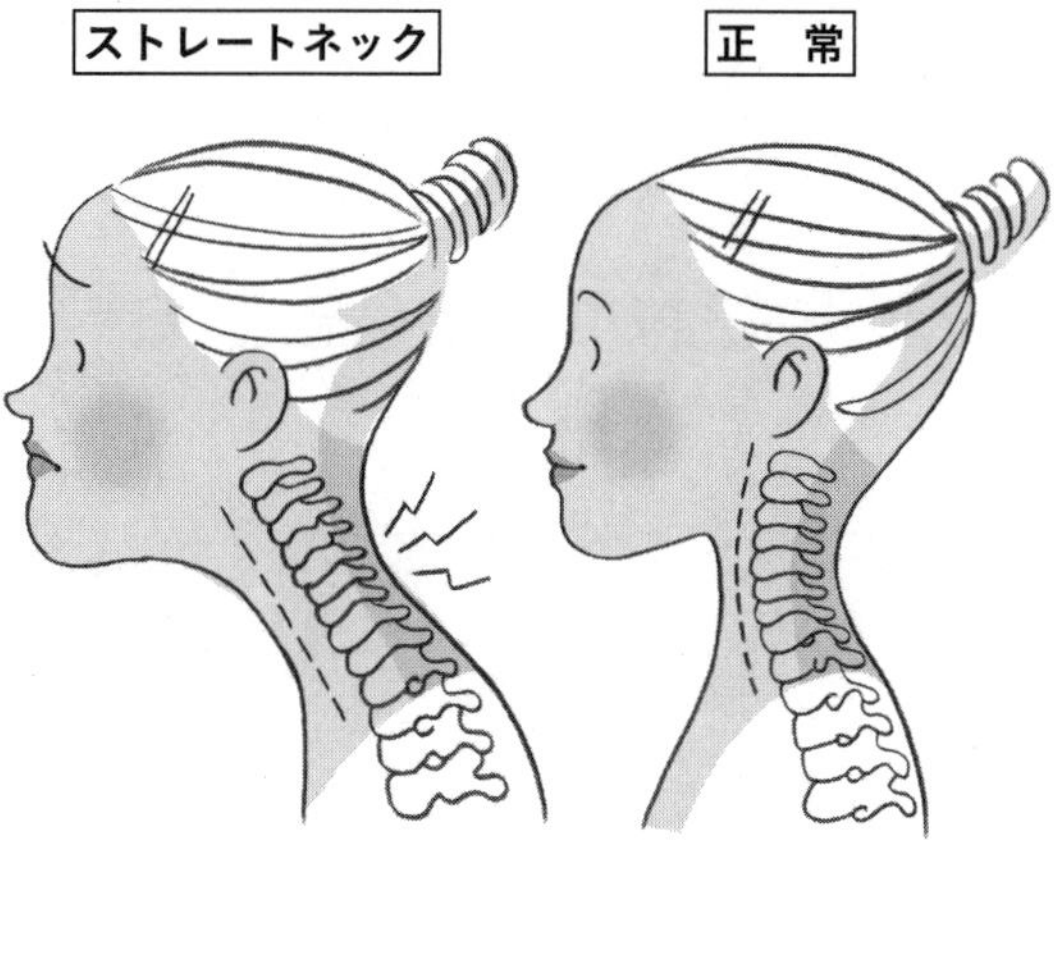

といった名前は話題になっているのでご存知だと思います。

簡単に説明します。頸椎の7つある首の骨の、それぞれの間にはクッションの役目をする椎間板があります。それらのクッションの中身がつぶれて飛び出し、神経を圧迫することで起こるさまざまな不調、不快症状を頸椎ヘルニアと言います。また、ストレートネックとは、本来は前方にアーチ状にカーブしているはずの首の骨の並び方がまっすぐになってしまう状態を言います。ともに、首周辺にいろいろな不調、不快症状を引き起こす要因となります。症状には、首、肩の凝り、肩や腕のしびれ、痛み、頭痛、めまいなどさまざまなものがあります。また、手のしびれにより細かい作業ができなくなったり、足腰の痛みが出てくると歩くこともままならなくなったりします。

普段よく見かけるうつむき姿勢だというのに、どうしてこんなにも私たちに悪影響を及ぼしてしまうのでしょうか。それは人類の祖先が、長い進化の道のりのなかで、直立二足歩行という特殊な姿勢を手に入れたことに起因するのです。

進化とアゴの関係

あなたは次頁の図のようなヒトの進化過程図を見たことがありますか？　四足歩行から徐々にヒトが直立二本足歩行になっていった進化の過程を説明するものです。

ちなみに人を「ヒト」と表記する場合は人類の生物学的標準和名。つまり他の動物類と同じで、「哺乳類霊長目ヒト科ヒト属ヒト」のことを指します。一方で「人」と表記する場合は人間社会において言語を持ち、文化的な生活を営む存在として使われています。

さてヒトは約６００万〜７００万年前に、チンパンジーなどとの共通の祖先から分かれ、さまざまな進化を経るなかで現在のようなヒトになったとされています。現在、定説として世の中に認められているヒトの進化の道筋としては、この図のように猿から猿人、原人、旧人、新人を経て、最終的に現在のヒト（ホモ・サピエンス＝考える人、知恵のある人の意）になったというものです。

原始人とも総称される私たちの祖先は、移動様式を四足歩行から、手の甲で地面を支えつつ、ときどき二本足歩行をするナックルウォークを経て、足のみで歩行する二本足

ヒトの進化過程図

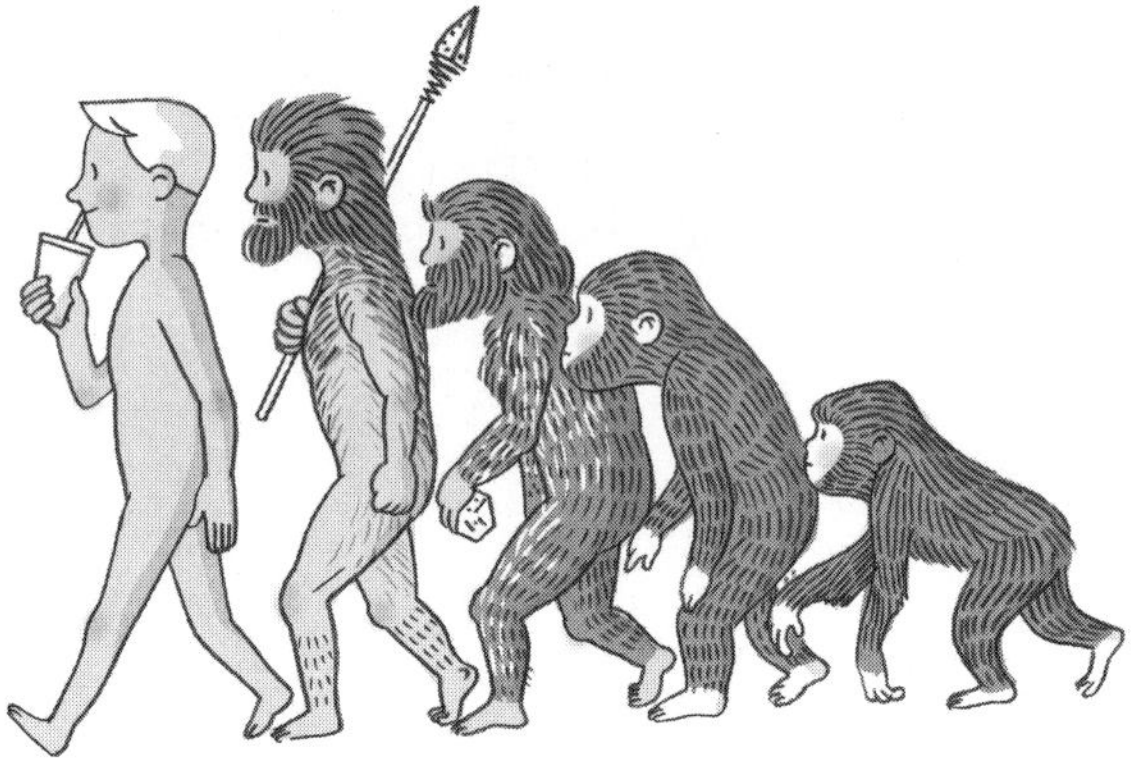

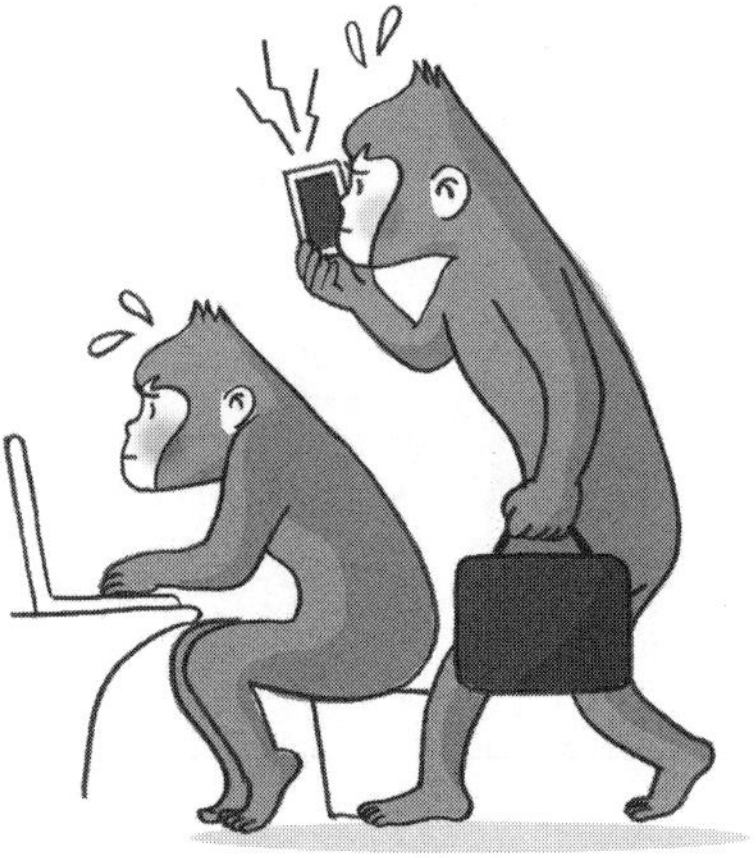

歩行をするようになりました。

この時点での原始人の姿勢は、二本足で立ったとはいえまだ不安定で、頭をうつむきにし、前かがみでアゴを突き出し、肩・背中を丸め、腰をかがめ、膝を曲げたままの姿勢で歩いていました。その後、徐々に地面に対し頭を真上にし、胴、腰、足までまっすぐ垂直に二本足で立つ「直立二足歩行」へと進化したのですが、最近の姿勢を見ると、現代人はまるで原始人になってしまったようです。なぜならこの原始人の姿勢は、パソコンを扱っているときや、携帯電話やスマートフォンをいじっているときの「ヒト」にそっくりではありませんか？　どうやら、現代人はパソコンやスマートフォンといった、便利な文明の機器を手に入れたものの、姿勢においては退化に向かっているという皮肉な状況下にあるのです。

便利はヒトを退化に導く？

現在、地球上に生息する生物は1000万種以上あるとも言われています。そのなかで、地面に対して身体を垂直に保って歩く「直立二足歩行」ができるのは私たちヒトだけなのです。にもかかわらず、現代社会においては、パソコンやスマートフォンの日常的な使用をはじめ、その他さまざまな要因から、頭を前に傾けたうつむき不良姿勢が常態化してきています。そのせいで背中も腰も丸まったままなのです。これはまさに原始人の姿勢と同じ、〝うつむき姿勢〟です。

せっかく先祖が気の遠くなるような年月を経て、この地球上の生物で唯一獲得した「直立二足歩行」という特徴を、便利な生活習慣と引き換えに自ら手放そうとしているのです。この直立二足歩行に至るまでのさまざまな要因から、人類は高度に発展した文明社会を手に入れたと言ってもいいのです。このことに関してはあとで詳しく説明いたします。

あなたは直立二足歩行という姿勢や歩行の仕組みの変化がヒトの進化において、なぜそれほど重要な意味を持つのか、まだ、不思議に思うのではないでしょうか。では、その理由を説明していきましょう。

直立二本足歩行とアゴが人間にもたらしたもの

万物の霊長とたとえられるヒトと、チンパンジーとの間には、つい最近まで遺伝子上の決定的な差があるとされ、分類学上まったく別の種族に分けられているのは当然である、と信じられてきました。ところがヒトとチンパンジーの塩基配列（ＤＮＡが保持する遺伝情報を保持しているもの）を解析してみると、その違いはわずか１％程度で、残り99％は同じ内容だったとの報告がありました。このことは、研究者たちを大いに困惑させました。結果だけを見れば、この残り１％こそが、チンパンジーと文明社会を築いたヒトとの決定的な差を生んでいる鍵になっている、とも考えられます。しかし、また別の研究では、生命が存在する環境にどのように適応してきたかの要因のほうが、遺伝子配列そのものよりも重要な鍵になっている可能性が大きいとされています。確かにそこには異論、反論も多く、当然ながら結論はいまだ出ていません。

今までの進化論のなかで私たちに馴染み深いのは、キリンの首はなぜ長いという命題です。フランスの学者ラマルクの「キリンは高い位置にある葉を食べるために努力をし、首が長くなった」という説があり、これは「要不要説」と呼ばれてます。この説はダーウィンによって反論されていますが、ダーウィンが訴えたのは「突然変異」「自然淘汰」、つまり「適者生存」と呼ばれる説なのです。首の短いキリンと長いキリンが存在しており、進化の過程で首の短いキリンが淘汰されたというものです。現在もこの説が完全に認められているというわけではありません。しかしながら、ヒトにも、こうした「自然環境」「自然の力」「自然の法則」といったものを誘因、もしくは原因とする進化の過程が当てはまるのではないか、とも言われています。これらさまざまな要因に適応してきた年月がすなわち進化の過程だとも言われています。

「重力」、常に人に影響を及ぼし続ける自然の力

太古の昔から地球に存在する全生物に対して、絶対的な影響力を及ぼし続けている自然の力とは、間違いなく「重力」です。ヒトは原始人から現代のヒトへと進化していく過程で、この重力の影響下で四足歩行から二足歩行（ナックルウォーク）、そして直立

二足歩行へと変化していきました。そのように垂直に立ち上がった結果、さまざまな身体の部位を変化させていきました。つまり、背骨の角度を地面に対し水平から徐々に上げていったのです。

最終的に直立二足歩行で、地面に対してうつむき状態だった重い頭を身体の真上にのせるように変化したことは、一見不安定なようで実はとても、理にかなったことだったのですが、詳細は後ほど説明します。地球上の生物が絶対的基準である重力に対して、どのように適応していくのか、または、分化していくのか、それが遺伝子とは別の進化のあり方なのだと考えられています。そのなかでヒトは唯一、二本の足で直立に立って歩行する方式を採用し、現在の文明社会を築いてきたのでした。

体重を支えていく骨盤や股関節、脚部といった足腰の骨の形状や仕組みが、直立するために、適応変化したことが、きわめて重要であったことは言うまでもありません。真っ直ぐに立った上半身の体重を無理なく受け止めるため、他の動物に比べヒトの骨盤は幅広の形になり、背骨、骨盤中央部と股関節との距離もより近くなり、しっかりと体重を支えられる安定した構造になりました。

原始人のようにうつむいて膝を曲げたまま歩行するのとは違い、ヒトは膝を伸ばして立ち、頭を背骨の上にのせた直立二足歩行をしています。そのことが劇的な進化をもたらしました。まず行動距離が格段に広がりました。そして、頭を支えるためにアゴの形態や仕組みがどんどんと変化していったのです。実は頭を垂直に保つために、アゴはとても大きな役割を果たしているのです。

二足歩行から、直立二足歩行へ

うつむき姿勢の代表として、ゴリラを例にヒトとの外見的な差を考えてみましょう。ゴリラはアゴも頑丈で大きく、頭も地面に対し斜めに傾いています。そして、頭、首、肩、背中、腰にかけての筋肉は隆々としています。これは、うつむいている頭を支えるために、頭から背中にかけての筋肉が強力に発達しているということです。これらの筋肉は、二足歩行に変わると徐々に縮小し始め、直立二足歩行をするヒトになると、さらに縮小していきました。次頁の図を見ていただければ、筋肉の付き方がどう変わったか一目瞭然です。

別な見方をすれば、重い頭を支えるために発達したアゴや首回り、背中、腰にかけての筋肉が、直立に頭をのせたことで今度は骨で支えられるようになったといえます。このことは、頭から腰にかけての背骨のひとつひとつの骨を本に置き換えて考えてみるとよくわかります。たとえば20冊程度の本を横に並べ、両手で支えて運ぶ場合、それを斜めにして両手で支えて運ぶ場合、縦に積み上げて両手で運ぶ場合の３パターンを考えてみると、ゴリラのようなうつむき姿勢は、斜めにして運ぶようなもので、あまりバランス

二足歩行から、直立二足歩行の筋肉の付き方の変化

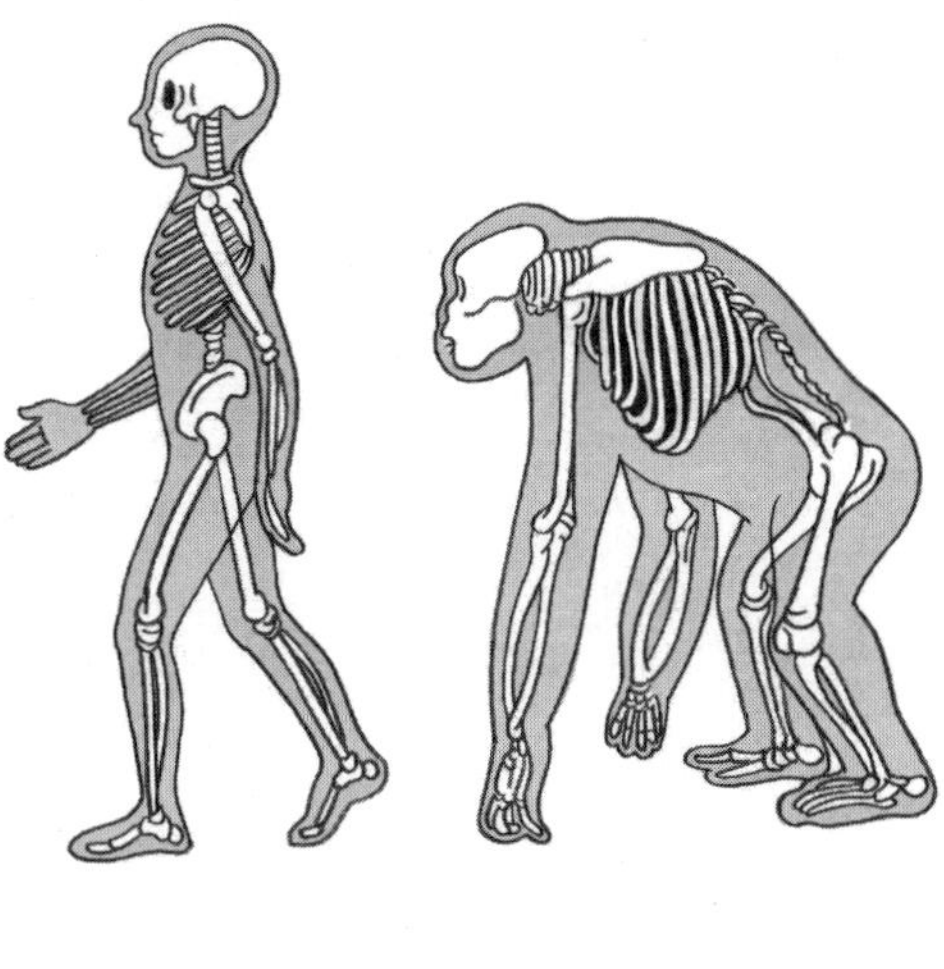

がよくありません。そのため、いろいろなところに力が要ります。つまりうつむいた頭を支えるための強い筋肉が必要になるのです。しかし、縦にバランスよく積み上げた本というのは、重力自体が積み上がった本のサポート役になり、安定するので、運ぶための筋力はかなり少なくてすみます。つまり、縦に積んで運ぶというのは、エネルギー効率がよいということであり、頭が真上になったことにより、ヒトは筋力をそれほど使わずラクに移動できるということなのです。だからこそヒトは同じ体格の四足動物に比べ、頭や首、腰回りの筋肉が少なくてすむようになりました。

そして頭を垂直にしたことで、私たちヒトの一番大切な意欲、想像、実行をつかさどる前頭葉という頭の前方の脳の部位が、加速度的に発達するようになったのです。つまり、進化の過程で頭部が筋肉の強い力から、段階ごとに解放されたことにより、頭の体積、容積が拡大し、脳の発達が促されたのだとも言われています。身体と頭部のバランスも大きく変わり、身体に対して頭は大きくなりました。ちなみにすべての動物の体重と頭部の重量を比較した場合、ヒトの頭部が最大の比率となっています。また、うつむき姿勢のゴリラでさえ、背中から首への筋肉が多少解放されたことにより他の動物より

頭部の筋肉と脳の発達の違い

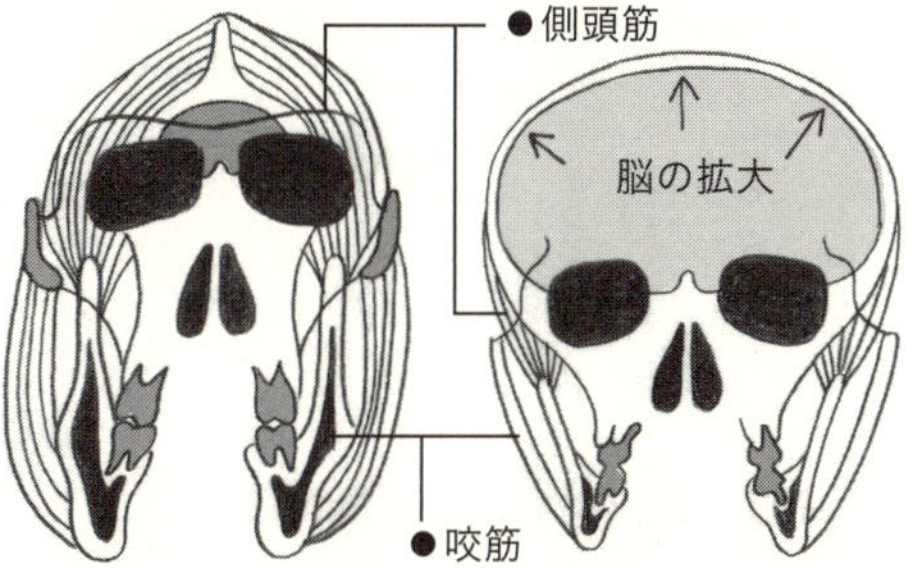

ヒトに至るまでの頭蓋骨の変化

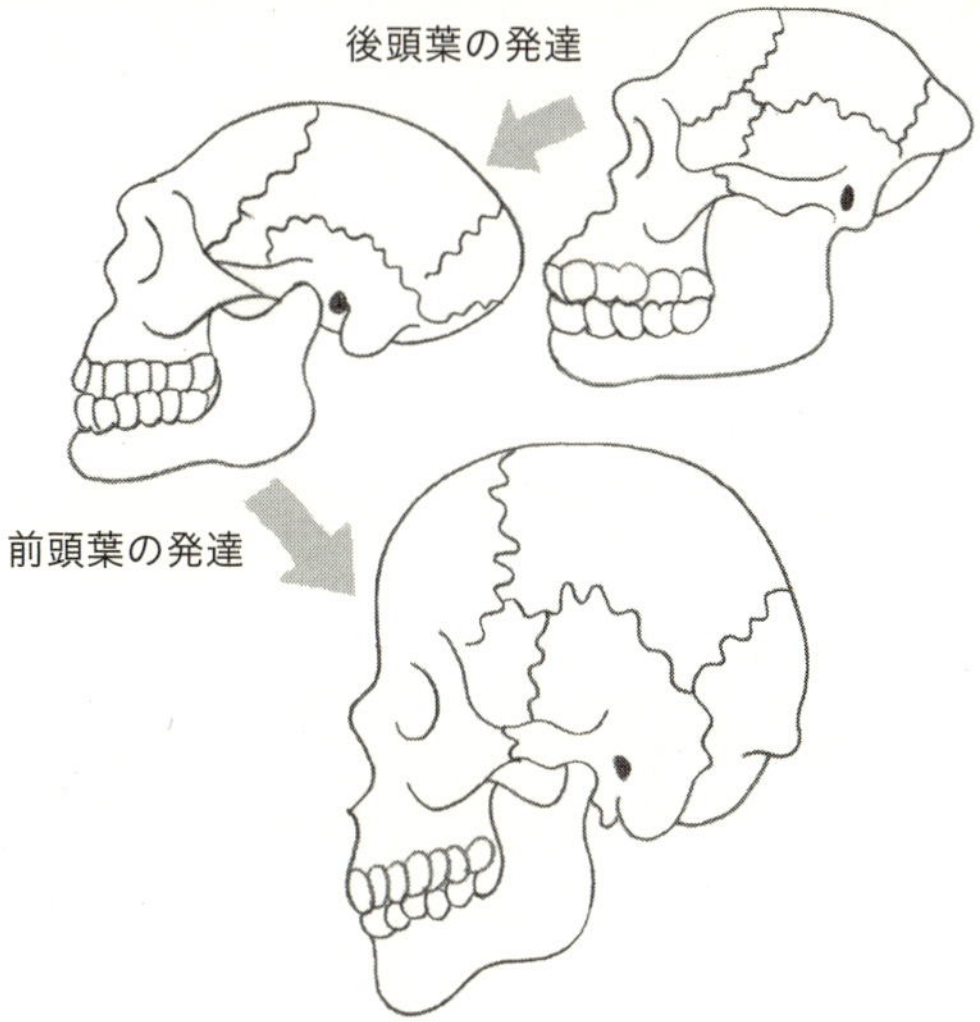

も視覚形成の中心である後頭部の脳（後頭葉）が発達したということからも、このことが正しいとわかるでしょう。

アゴと喉周辺の進化による変化

さて、ヒトが直立二足歩行を手に入れて変わったのは脳の発達や骨格バランスの変化だけではありません。実はアゴと喉周辺の構造にも大きな変化がありました。

たとえばチンパンジーやゴリラの喉は、食事をしながらでも呼吸ができるという、機能的にはシンプルな形をしています。しかしヒトの喉は、空気と食物の通路が交叉しており、また、必要に応じて経路を切り替えなければならないという複雑な構造になっています。喉頭蓋《こうとうがい》という遮断機のようなものを備えており、空気と食物の経路を切り替え、食物は胃へ、空気は肺へとうまく流れるようになっているのです。これは、頭を真上にして直立になることにより、重力によって喉の部分が下がり、それに伴いアゴ、舌周辺の機能と構造が適応変化したためです。

これらの、アゴを中心とした筋肉の動き、神経の働きが高度に発達したことで、呼吸と嚥下《えんげ》を精密に制御することが可能となったのです。ただ、アゴ周辺の機能が病気や老化などで低下してしまうことで、私たちヒトは、陸上で生活する哺乳類のなかで唯一、食べ物で窒息したり間違えて肺に入って炎症を起こしたりしてしまうという弱点を持つことにもなったのです。しかしながら、これがヒトとチンパンジーなどの類人猿との重要な相違点となっているのです。つまり、この複雑な制御システムが発達することにより、ヒトのアゴはより直立二足歩行にとって

呼吸時と嚥下時

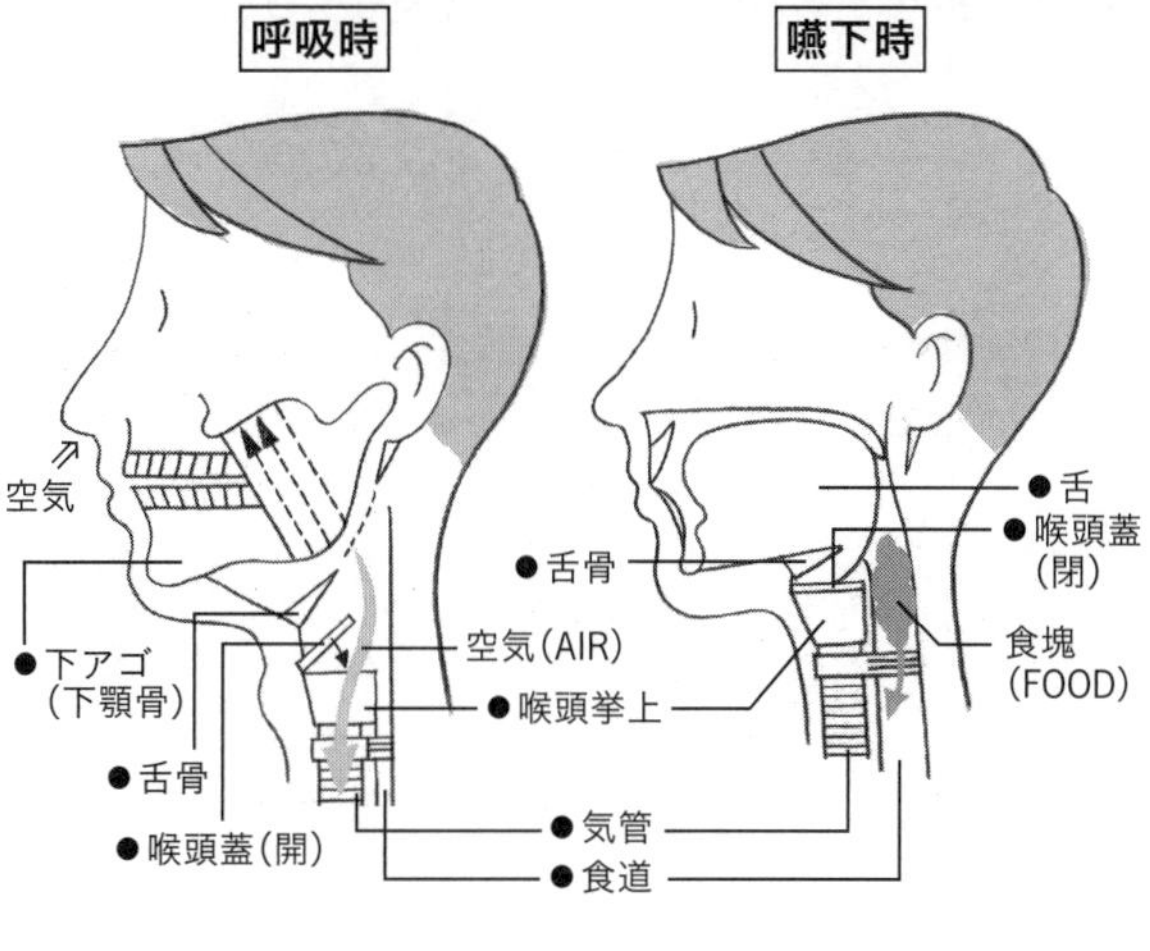

重要な機能を発揮できるようになったのです。

ところで、赤ちゃんはヒトの進化の過程をそのままなぞっていると言われています。首が据わり、寝返りを打ち、お座りができるようになり、そしてハイハイからつかまり立ちをして、その後、ふらつきながらも二本の足で歩き、最終的に直立二足歩行へと変化していきます。実は赤ちゃんのときには、母乳を飲みながら呼吸をすることもできるのです。しかし、起き上がるようになり、離乳食が固形物と変化していくうちに、咽頭も呼気と食道の通路が交叉していきます。そして物を飲み込みながら呼吸をするということが一切できなくなるのです。

言語を手にした人類

ヒトがアゴ及びアゴ周辺の発達によって、手に入れたものに言語があります。

現在、ヒトが多種多様な発音が可能なのは、喉が自由に呼気を出せる構造を持ったからなのです。多様な発音は言葉をもたらし、言葉の世界は情報伝達を可能にしました。

そして脳の前頭葉が発達していくにつれて、抽象的な概念を発想できたり、先のことを考えたりするといった時間の概念も手に入れることができたのです。

ここで人類は初めてヒト（ホモ・サピエンス）にまで進化したのです。ホモ・サピエンスとは「知恵のある人」という意味を持つ言葉であり、まさに人類を端的に表現した言葉といえるでしょう。

うつむきの二本足歩行に進化した時点でも、かなり脳の後部のサイズは大きくなっていきました。また四足歩行に比べ、視点が高くなり、視野が拡大したことで、得られる情報量が増え、行動範囲も広がっていきました。

また、手が自由になったことで、火や道具を使うことを覚え、食生活や行動様式も変化していきます。それまで攻撃や捕食、硬い食べ物を食べるために発達し、丈夫で突出していたアゴは縮小しつつ後退し、犬歯を代表とする大きかった歯なども縮小し、さまざまな形態のものに変化していきました。それは、食生活が雑食になり、さらに食物を加工して食べるようになったからです。アゴも自由に動かせる範囲が広がり、食べ物を嚙み切ったり、すりつぶしたりといったさまざまな方向へのアゴの運動ができるようになりました。人類の進化に伴い、アゴの機能や形態もより複雑なものへと変わっていったのです。

このようにうつむきではない直立二足歩行が人類の真の姿勢といえるのです。そして、頭を垂直にバランスよく保つためのおもりとして役立っているのが、頭から筋肉で吊り下がっている下のアゴなのです。

第3章 アゴの秘密、その驚異の構造と重要性

アゴと頭と全身の密接すぎる関係

前章でも述べたように、重力は地球上の全生物にとって絶対的な影響力を持っています。その重力に対してヒトは直立二足歩行という仕組みで適応、進化してきました。

この章では、まず、ヒトの全身骨格と下アゴの仕組み、顎関節について説明します。

ヒトの骨格は、約206個の骨で構成されていて、全体重の約20％を占めています。骨同士の連結部が関節であり、筋肉によって関節の部分で曲げ伸ばしして運動します。骨格が身体の支柱、まさに骨組みなのです。また、骨格は大きく分けて、体軸骨格と付属骨格に分けられます。体軸骨格とは、頭から胴体の部分で頭蓋（上部頭蓋と下顎骨）―脊柱（背骨）―骨盤（仙骨など）の真ん中の骨のことを指し、トレーニングなどでは、コアと呼ばれる部分です。付属骨格とは、上肢（両腕）、下肢（両足）などを指します（頭蓋骨は、今後、上部頭蓋と下顎骨に分けて機能の説明をすることがあります）。

脊柱（脊椎）は、椎骨というブロック状の骨が積み木状に連なって形作られています。数でいうと上から頸椎は7個、胸椎は12個、腰椎は5個、仙椎（癒合して仙骨）は5個、尾椎（癒合して尾骨）は３～５個です。各椎骨の間には、椎間板というクッションの役目をするものがあります。

約５kgのボウリングの球と同じの重さの頭のバランスを５００ｇの下アゴがとって首の上にのっています。脊柱（背骨）が縦軸を形成し、さらに横軸として、４～６kgある両腕が肩から吊り下がっています。対する下半身は、骨盤が中心となり上半身の体重を背骨から受け止め、両足に分配して地面に立つための機能を備えています。骨盤や両足が地面に対する土台としてバランスが取れていることは、当然大切なことです。

三次元の動きを可能にする顎関節

では、その下のアゴとはいったいどんな形の骨で、どんな機能を果たしているでしょうか。

下顎骨は主にＵ字形の下顎骨体と、その両端から上方に向かう下顎枝からなります。その両端から主に側頭筋で下アゴがおもりとして頭に吊り下がっています。両端の後ろのほうには丸みを帯びた関節の突起、下顎頭があり、頭蓋骨の横にある関節窩というへこみに、関節円板というクッションを挟んで関節包で包まれています。これらを統合して顎関節を構成しています。

　顎関節は身体全体に約35対ある関節のなかで、唯一、連結関節として、左右の関節がひとつの骨、下顎骨により一体化しています。一体化しているということで、片側の関節に問題が生じた場合は、必ず反対側にも悪影響が及びます。また、顎関節は蝶番滑走関節と呼ばれ、ドアの開け閉めのような回転と、すべり運動と、側方への運動が可能な、かなり複雑な動

側頭筋で下アゴがおもりとして頭に吊り下がってる状態

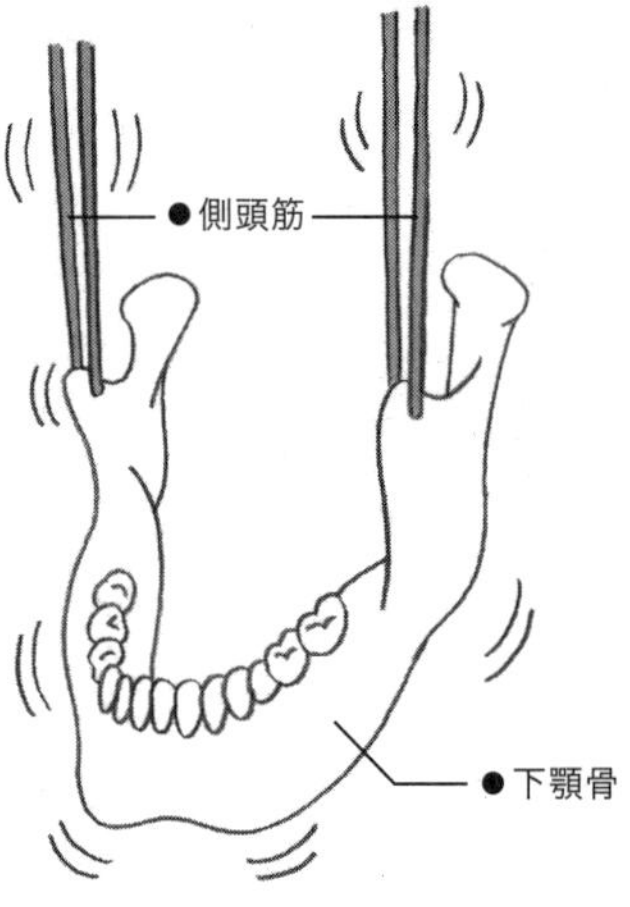

きができる複合関節なのです。これらの働きで、下アゴは一定の範囲内で前後左右上下と三次元的に自由に動くことができるのです。

下アゴはおもりとして、筋肉で頭から吊り下げられて重力のもとで、慣性力（なるべくそこに留まろうとする力）、復元力（移動させられても元の位置に戻ろうとする力）を発揮しています。そのため、通常は下アゴ自体の重さ（約500g）を支えるだけの、最小限の筋力が働いているだけなのです。

その状態でリラックスしているとき、前述したように、上下の歯はがっちりと触れて噛み合っているのではなく、自然と約1・5～2・0㎜程度の隙間ができています。この隙間のことを、安静空隙（リラックススペース）といいます。ゆとり、遊び、おもりが振り子のように自由に動くための空間という意味もあります。

ふたつのヤジロベエ

私たちが地球上で、直立二足歩行で活動できるのは、硬い組織である骨、骨格が重力にまっすぐに対応して、骨組みがしっかりしたからです。

たとえば、ヤジロベエとは、天秤のような左右に等しいおもりのついたおもちゃです。この、おもりをつけただけの骨組みのおもちゃは、重力の支援を受けて中央の棒一点で自立でき、前後左右に傾けても、揺れながらまた元に戻ることができるのです。

このことをヒトの身体構造に当てはめてみましょう。二本足でまっすぐに立てるのは、硬い骨が身体を支え、重力の支援を受けて楽に効率よくバランスを保っているからです。筋肉などに頼りすぎることなく、重力自体が骨、骨格をまとめてくれているのです。さらに下アゴと骨盤が、重力の元でバランスを取る重要な役割をしています。

ヒトは、重い頭を上にして直立二足歩行を可能にするために、身体にふたつのヤジロベエが備わっているのです。ひとつ目は、首と頭の接点を支点として、頭のバランスを取っている下のアゴのことです。下アゴは頭から筋肉で吊り下がっていて、まるでおもりのような役目をしているのです。ふたつ目は、その頭を真上に、背骨を軸にして左右の肩や腕をおもりとしたヤジロベエなのです。このヤジロベエの支点は、骨盤を形成する仙骨の中央にあります。そして、骨盤は両方の足に上半身のヤジロベエからの負荷を

2つのヤジロベエ

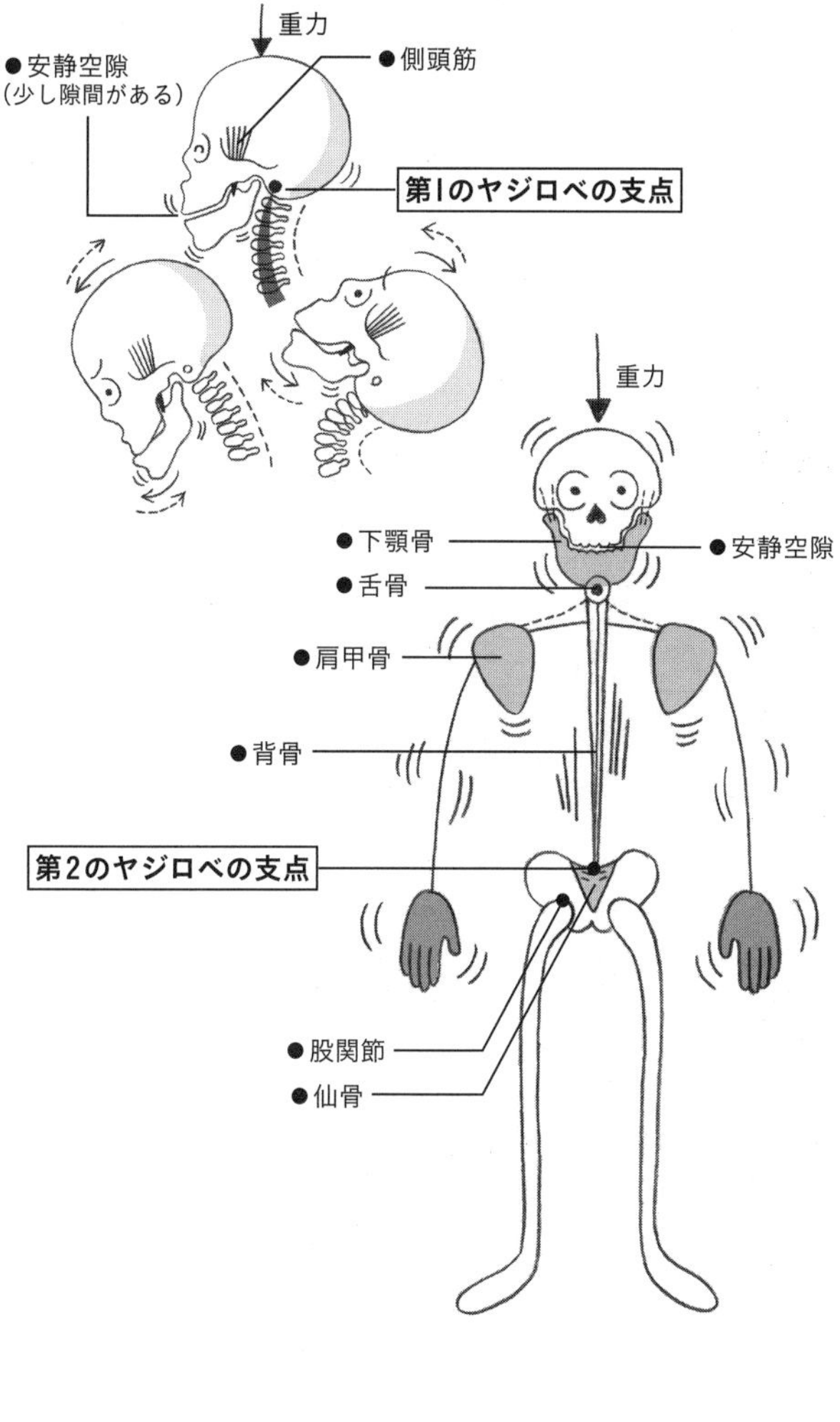
重力
●側頭筋
●安静空隙
(少し隙間がある)
第1のヤジロベの支点
重力
●下顎骨
●安静空隙
●舌骨
●肩甲骨
●背骨
第2のヤジロベの支点
●股関節
●仙骨

振り分け、地面に立つという仕組みになっているのです。このふたつのヤジロベエのなかで特に重要な役割を果たしているのが、下アゴなのです。

このようなことがわかってくると、健康で、若さを保ち、効率的に活動するためには、重力とバランスよく付き合える身体にしなくてはいけないことに気がつくはずです。つまり、私たちは下アゴをうまく使って重力に対し、まっすぐ立っているからこそ、進化したヒト、ホモ・サピエンスなのです。下アゴをうまく機能させることこそ、重力を味方にする秘訣といえます。

下顎骨・舌骨・肩甲骨の「ワンダースリーバランス」

下顎骨はかなり自由な動きができ、頭の重心バランスを取るだけでなく、上半身から全身のバランスに対しても重要な役割を果たしています。頭のへこみと下アゴの両方の突起部で連結される顎関節は、ヒトの身体の関節のなかで最上位にあり、前述したように左右の関節が一体化している唯一の関節でもあります。それゆえ、下アゴのずれは左右の顎関節に同時に、即時に作用します。このようなことから、身体の約35対ある左右の関節に対し、下アゴを三次元的に是正することだけで、最上位の左右バランスが整えられ、全身の左右の関節にも同じように統合的に調整作用が及ぶものと考えられます。つまり、重力による頭から胴体への波及効果のことです。

さらに、上半身には、同様にかなり自由に動く骨が他に2種類備わっています。それらは舌骨と肩甲骨です。

舌骨というと、まるで舌の中に骨があるように思われるかもしれませんが、ヒトの舌には、触ってみればわかりますが骨はありません。舌の根元のずっと奥のほうにあります。実は、魚や鳥などは舌に骨が入っています。ヒトは進化の過程のなかで頭を真上にして直立になったことで、下アゴと舌など口腔機能がより発達しました。言葉をしゃべるようになり、咀嚼も複雑となり、よりいろいろな動きのために、舌骨は、舌の奥のほうに下がっていきました。そして、下アゴと喉仏（甲状軟骨）の間あたりでどの骨とも一切関節を持たずに、四方から筋肉などによってまるで宙に浮いているように自由な状態にあるのです。そして、喉の構造の変化に伴って呼吸や、食べ物を飲み込む嚥下の調整機能を助ける重要な役割を果たしています。形は下アゴとそっくりで、U字形の小型の骨です。

一方、肩甲骨はというと、背中を覆う逆三角形の大型の骨です。鎖骨や腕の骨（上腕骨）とは関節でつながって、両腕を吊り下げています。しかし、体を広く覆っている背中の骨とは一切関節を持っていないので自由なのです。一般に天使の羽と言われるように本来スムーズな動きが可能だからこそ、腕も可動域が広くなるのです。この肩甲骨は、筋肉で、はるかに離れた舌骨へ、さらに下顎骨にまでつながっています。要するに、両肩と

ワンダースリーバランス（下顎骨・舌骨・肩甲骨）

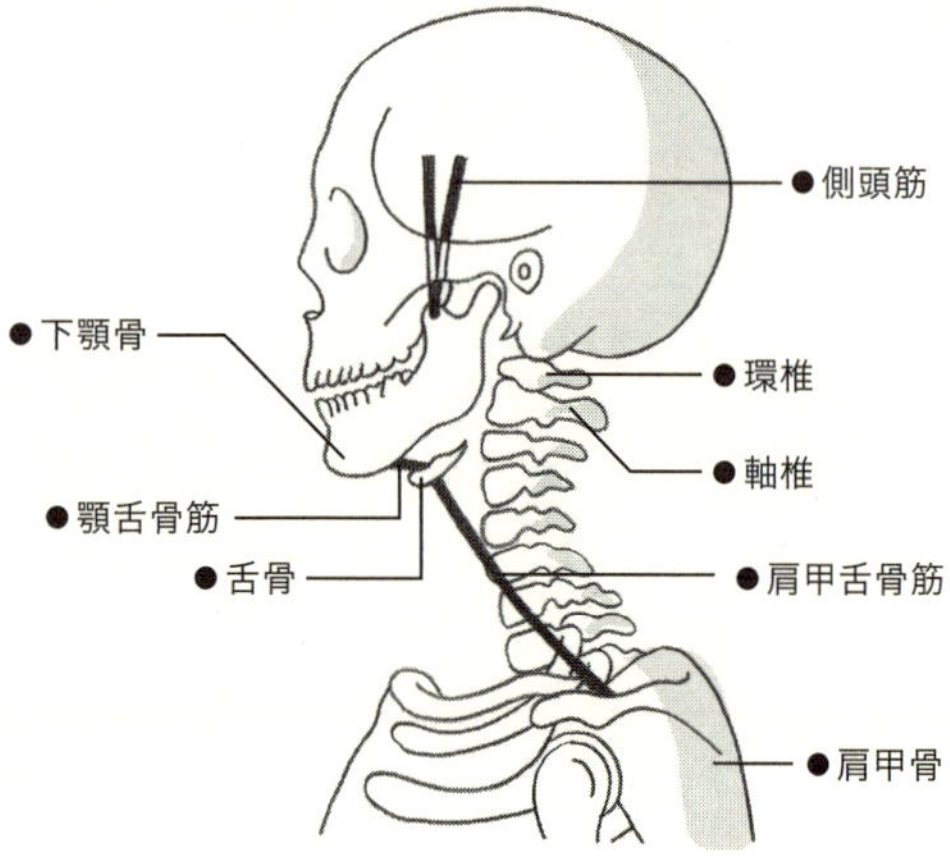

下アゴはつながっていると言っていいのです。

このようにかなり自由な3つの骨は、実は舌骨を中継地点として筋肉などで連結され、第2のヤジロベエの重要な調節機能を果たしているのです。下顎骨から舌骨へは、顎舌骨筋などがつながっていて、さらに舌骨から肩甲骨へは肩甲舌骨筋でつながっているのです。この上半身にある3つの不思議で自由な骨の関係を私は「ワンダースリーバランス」と名づけました。その3つの骨の中でも下アゴは、背骨を縦軸として、頭の位置をキープする役目と、両肩、両腕を横軸のおもりとして左右のバランスをとる役目との両方の軸の要となっているのです。このように、下アゴの骨は、直立二足歩行を可能にするための特に重要な器官なのです。

人体構造と建築構造の共通点

平衡感覚とは、動物が運動しているときや、重力に対して傾いた時に、これを察知する働きのことです。ヒトの場合は、視覚、触覚、さらに、筋肉や関節などの受容器から生じる内部での感覚や、内耳の前庭器官にあるとされています。

実は、その他に下アゴが重力に対する平衡感覚器官として重要な役割を果たしていることが、最近の研究で明らかになったのです。

ヒトは地球上でマネキン人形のようにただ立っているのではなく、常に細かなバランスを取っています。もちろん、筋肉バランスにおけるサポートも必要ですが、身体の重心バランスをとるのは下アゴを中心とした骨格バランスが主となるのです。ヒトは歩いたり、活動するときにはかなり揺れを受けています。それを補って頭をまっすぐに、視線を水平に保つために、下アゴのおもりが活躍しています。このことは最新の建築学における、地震、風力対策が必要な高層建築物に活用されている耐震構造、制振構造、免震構造などとかなり共通点があります。

まず、耐震構造としては、剛構造と柔構造があります。剛構造とは、筋交いや材質を硬くして、とにかく揺れに自らが抵抗することで耐えようとすることです。柔構造とは、構造物に柔軟性を持たせ、柳に風というようなとらえ方で揺れや振動に耐えていくものです。地震の揺れを全体として小さくしようとするもので、高層ビルなどに応用されています。ヒトはもちろんマネキンのように剛構造ではなく、骨格と筋肉による柔構造と言えます。

制振構造とは、地震の力を建物内部の機構により、弱めたり、振動を低減させたりする構造のことです。「マスダンパー型」と「層間ダンパー型」に分けられます。

マスダンパーとは建物の最上部に、水タンクや金属などのおもりを設置して、おもりと建物の間に生じる力を利用して振動を低減させるものです。これは、人体においては、頭からぶら下がっていて、上下左右前後に動くことで、バランスを取っている下アゴの役割に相当し、平衡器として機能しています。ダンパーをコンピュータ制御するタイプもあります。人体では、下アゴが超高性能のコンピュータである脳からの最も太い三叉神経によって制御され、揺れ、バランスの乱れに対応しています。つまり、上位のものほど中枢コントロール室に近く、直結しているので、その乱れは身体に重大な影響を及ぼすものと考えられます。

層間ダンパー型とは建物の上と下の層の間に、ダンパーを備えているもので、人体では、Ｓ字カーブの背骨の椎間板に相当します。このシステムは、台湾にある「台北１０

1」という高層ビルで使われています。地上101階のうち87〜92階にかけて吹き抜け空間を設け、揺れを緩和するために660トンもの球状のおもりを備えているのです。また、東京スカイツリーにもこのようなシステムが活用されていますが、同時に世界初の「心柱制振システム」と呼ばれる「質量付加機構」が備え付けられているのです。このシステムは実は日光東照宮の五重塔の四重から吊り下げられ、浮いている「心柱」と呼ばれるおもりから名づけられました。基本的に五重塔は江戸時代に考え出された工法により木造で建てられ、一切精密な機械などはついていません。しかしながら、単純だけれども自らの柔構造とともに、数々の地震災害にも耐え抜いたという、素晴らしい先人の知恵なのです。

免震構造とは、地盤から伝わってくる地震の揺れを、なるべく建物に伝えないようにするものです。基礎部分にゴムと鋼板を交互に重ねた多層式ゴムのようなものが一般的です。人体で言うと、地面と接している、足底部のアーチ形状（縦足弓、横足弓）や、足底筋膜などの構造がそれにあたると思われます。

ヒトの身体が骨格的にも筋肉的にも一番安定した姿勢のことを、「安楽立位」と呼びます。つまり、垂直に立ったときに最もリラックスして立てる、骨で姿勢を支えられ、筋肉が必要最小限でそれをサポートするだけでいいのです。別名「完全直立二足位」とも言われます。このときに下アゴは以前説明したように、リラックスした顎位である「安静空隙」をキープしていることが大切なのです。その一方、ヒトはいろいろな活動をするなかで立ったままの状態にとどまらない、歩行という重要な運動があります。

ＡＳＩＭＯはなぜ人のようには歩けないのか？

自動車メーカーＨＯＮＤＡが制作したＡＳＩＭＯは、世界初の二足歩行が可能なロボットとして有名です。開発は１９８６年から始まったそうですが、今では初期に比べてできることの範囲が広がり、人にぶつからずに歩けるなど驚くべき進化を遂げています。近い将来のロボットのさまざまな分野での活躍を期待させる発明です。ただ、二足歩行とはいえヒトの直立二足歩行にはまだまだ及んでいないのが現状です。ＡＳＩＭＯが立っているときは、膝を曲げ、両腕を少し広げており、またリュックのような機器を背負って、いかにも重力の中でバランスを取っているという姿勢です。また、歩行するときも、膝を常に曲げたままで進んでいきます。ASIMOは、背中のリュックの中の予測運動制御システムによって、重心などを制御して、かなり自由に歩くことができるように改良されました。それに対して、ヒトの歩行はどのようなものでしょうか。ヒトは立っているときも膝を伸ばし、背骨と頭の体軸を重力に対しまっすぐに直立し、脇を締めて立っています。

よく考えてみると、歩行とはバランスを失って

ASIMO

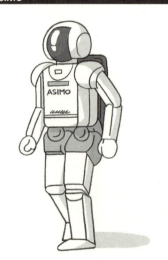

世界初の本格的な二足歩行ロボットで、階段の上り下り、ダンスも可能。名称は、Advanced Step in Innovative Mobilityの略である。

は取り戻すことの繰り返しとみることもできます。両足が揃った状態からスタートしてみると、歩行を始めるときにはまず片足の膝を曲げつつ振り上げ、そして膝を伸ばしながらかかとがつきます。そのかかとに徐々に体重が移っていき、すべての体重が移ったときに反対側の足が同様に振り上げられます。このときには、上下左右に重心がずれます。上下には約５㎝、側方には約４㎝ずれるとされ、まさに次々と重心バランスを崩しては戻すということの繰り返しであります。そのとき足は、膝の曲げ伸ばしによって生まれる推進力を使っています。また、両腕を交互に振り、そして頭の重心バランスをアゴが取ることにより、体幹軸とともに左右の腕のバランスも調整し、骨盤で最終的な足の運動をサポートしているのです。

きちんとした直立二足歩行とは、きわめて生体力学的に効率のよいプロセスとなっており、比較的小さなエネルギーしか使用しないように絶妙な平衡バランスコントロール機構が備えられているのです。歩行自体は自然で単純に見えますが、実は非常に複雑で絶妙にコントロールされた運動なのです。正常な歩行には、適正な骨格バランス、筋肉バランス、さらに神経システムが必要であり、体幹と両足、両腕、そして下アゴが大きな役目を果たしているのです。ＡＳＩＭＯは、どんどん改良され、進歩していますが、残念ながら人間で言うとまだまだ進化の過程にある二足歩行に近いのではないでしょうか。

バランス制御のための信号伝達

通常、直立二足歩行の姿勢を保つためには目、耳、筋肉、骨、皮膚など身体のさまざまな感覚受容器からの信号を受け、脳や脊髄を中心として調整し、神経と筋肉を連動させています。ところが、実際にはこの制御システムだけではうまく直立できないのではないかと言われています。

それはなぜかというと、一般に神経系の伝達速度は秒速１００ｍ台であるとわかっています。しかし、一本の棒をコンピュータで立てる、倒立振子という実験のなかで、そのふらつく棒を立てたままにするためには、伝達速度は秒速１０００ｍ以上が要求されるという結果が出ているためです。そこで、それを補うための別の仕組みとして考えられているのが、重力に対する即時の反応をするおもりの役目なのです。つまり、傾きなどがあったときにも単純かつ直接的に感知し、すぐにもとに戻すことができるからです。

それはまさに下のアゴの役目なのです。

生体力学の観点から考える下アゴの重要性

生体力学とは、生体の運動や構造を力学的な視点に立って研究する学問のことです。力学とは力のつり合い、てこの関係などのことで、物体の運動と力の関係を論ずる物理学の分野です。

ヒトの身体には、常に力学的法則がついて回ります。筋肉がつくる内力と、重力が外部から作用する外力との相互作用が、最終的に姿勢や運動をコントロールしています。

理想的な姿勢とは、身体の各部が理想的な配列、配置で並んでいる状態のことです。そのときには体重（重心）の乱れによる外力が最小限に抑えられるため、身体が発生させる筋肉の内力も最少ですみ、必要最小限のエネルギーでも姿勢を保つことができます。

スポーツのパフォーマンス的に言えば、最大限に効率がよく、疲れにくく、運動もスムーズに行える理想の姿勢となるのです。「生体力学的バランス」には「骨格バランス」と「筋肉バランス」があります。今まで述べてきたように、「骨格バランス」については、下アゴが重要、かつ中心的役割をしているのは間違いのないことです。

次に、「筋肉バランス」について考えてみます。筋肉は基本的にその筋肉が直接連結している骨に対して作用を及ぼします。

筋肉を包んでいる膜は筋膜と呼ばれ、その筋膜の網目のような連結体のことを「筋・筋膜連鎖」と言います。筋肉は姿勢や運動に関して、この全身の連結帯のルートを通してバランス調整をしています。

筋・筋膜連鎖の前面と背面の正中線上や、側方からの重要なルートの結合点は、ワンダースリーバランスなどでも説明したように、下アゴにあるのです。このように、「筋肉バランス」についても下アゴが重要な役割を果たしているのです。すなわち、直立二足歩行における最適な生体力学バランスは、下アゴが重要な鍵を握っていると言えるのです。この骨格、筋肉バランスが整うということは最適な生体力学的構造になることであり、内臓機能、血液、リンパの流れや神経系の伝達性の正常化にもつながることなのです。

重力に対し頭のバランスをコントロールしている下アゴのずれによる重心のずれは、体重、負荷のかかり方に変化を起こし、身体の構造や機能に明らかな影響を及ぼします。筋肉、骨格系、つまり生体力学的なバランスが崩れ、動き方も変わっていくのです。身体の歪みは内臓を圧迫したり、引っ張ったりを繰り返し、機能低下や機能不全を招きます。

そしてバランスの乱れに対しそれを補おうとする代償作用が働き、筋肉の収縮や伸展、神経系の伝達パターン、血液、リンパ液の流れ方も随時、変化していくのです。たとえば、膝などに水がたまり、炎症や痛みが起きているとしても、上半身の別の部分の歪みの連鎖の代償作用によって、一番弱い部分の膝に障害が発生しているという可能性も考えられるのです。

このような状態に陥り、痛み、しびれなどの不調、機能障害が続いている場合には、下アゴの適正な位置への修正をおこなわない限り、残念なことに根本的な解決とはならないのです。

重力は上から下へ、そして上半身の影響が下半身へ

私たちの身体には地球の重力が上から下へ、常に地球の中心に向かって作用しています。そのため、上半身になんらかの理由で歪み、ずれが生じた場合には、その歪みの影響が下半身にかならず波及していきます。直立二足歩行を選択した私たちヒトは、重力のもとで少しでも地面に対し身体をまっすぐにして立つために、上半身の歪み、ずれを補おうと、下半身は反対方向にずれるなどして代償的な対策をとります。つまり、自分の身体の重心を重力の方向（重力線）に対してなるべく近づけ、安定させようとするのです。

そのため、上半身のバランスが悪い条件下では、骨盤や足だけがそれに反して完璧に整っている、などということはありえないのです。下半身がヒトの土台だからと、整体などで骨盤や足のみを、いくら床に横たわったままの施術で調整してもらっても、立ち上がったときに重力の影響を受け、上半身の歪みの影響が再び下半身を歪めることになるのです。このことが効果が長持ちしない大きな理由となるのです。では、整体などで

アゴのずれによる頭から足への歪みの連鎖

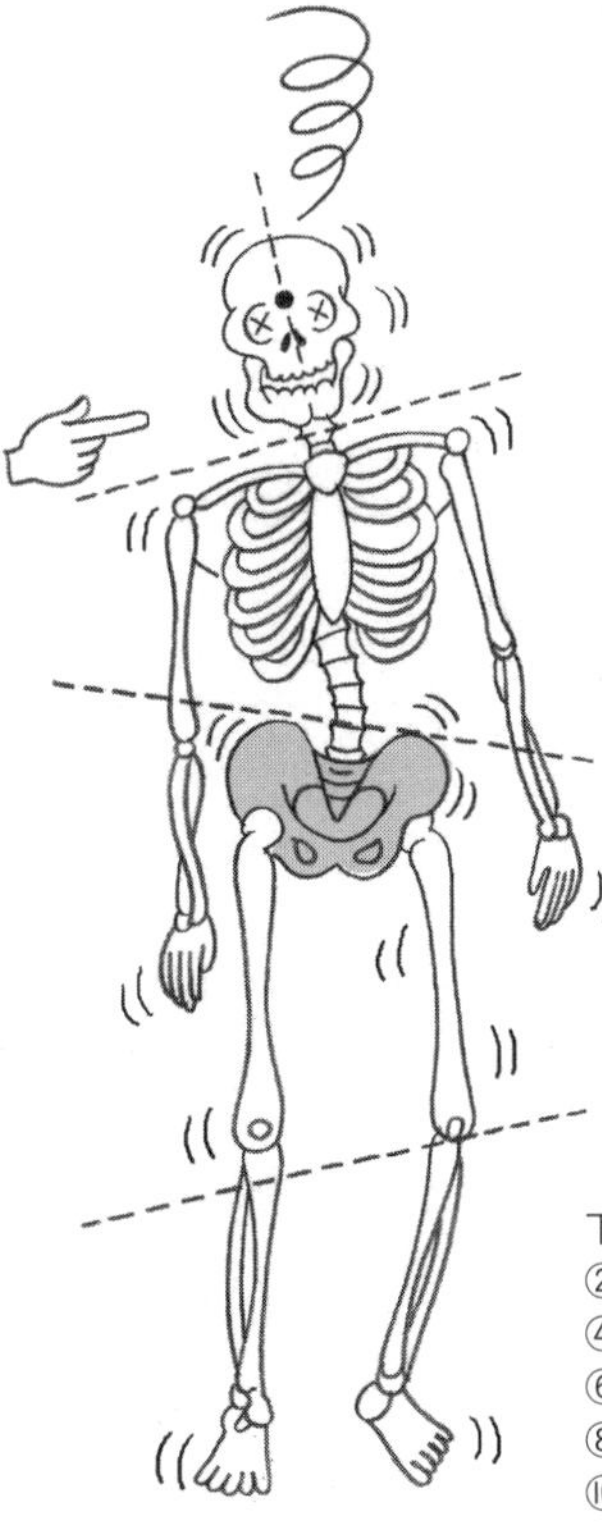

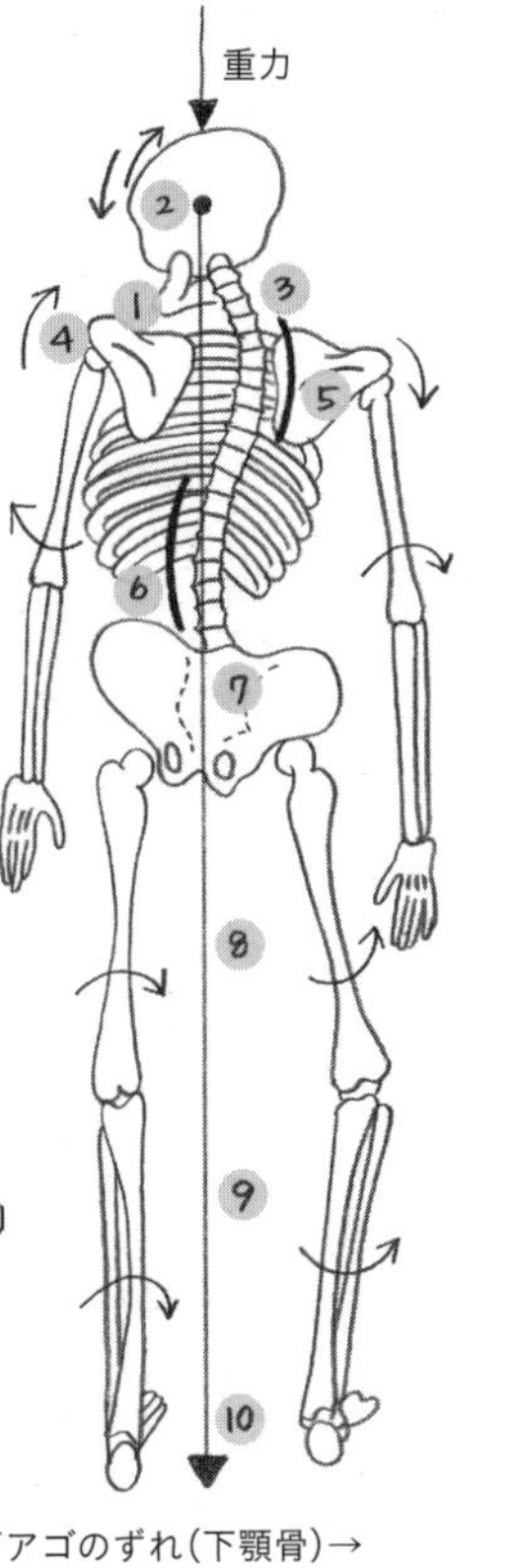

下アゴのずれ（下顎骨）→
②頭（頭蓋骨）→③首（頸椎）→
④肩（肩甲骨）→⑤背中（胸椎）→
⑥腰（腰椎）→⑦仙骨（骨盤）→
⑧大腿骨（股関節）→⑨膝関節→
⑩足関節

上半身も同時にやってもらえばそれで解決するのかというと、実はそれだけでもやはり不十分だったのです。

今までさまざまな治療、施術、療法において忘れられていた、気づかれていなかった重要なポイントを、正しく修正しなければ、結局歪みの負の連鎖を止めることはできないのです。それが、歯科に最も関係のある「下アゴ、下顎骨」のことなのです。頭に対する、全身に対する、三次元的な正しいアゴの位置のことだったのです。

究極の直立二足歩行「安楽立位」に必要な正しい姿勢

「安楽立位」とは前述したように、究極の「完全直立二足歩行」のことです。私たちヒトには大切なふたつの重心があります。それは、重い頭（約5kg）の重心と、骨盤の中央付近にある全身の重心です。このふたつの重心が、背骨を通り、重力線に一直線に並んでいるときが、直立二足歩行をする私たちにとって最も安定したバランスになります。この姿勢のときには、重力自体が骨格をまとめてくれ、骨が中心となって体重を支えてくれるため、筋肉はほとんど緊張することもなく全体としては必要最小限のエネルギー消費で立っていられるのです。つまり、立ったまま休める直立二足姿勢なのです。

このためには、重い頭を背骨の真上に、さらに重力線に対し正しい重心バランスに位置づけしなければならないのです。その頭の重心バランスを三次元的（上下、左右、前後の方向で表される空間）にコントロールしているのが、下アゴなのです。つまり、下アゴこそが、直立二足歩行のヒトの身体に対して重要な鍵を握っているものなのです。

正しい姿勢を簡単にチェックするために、壁を背にしてかかとをつけるように自然に立ってみてください。93ページの図のように、そのときに頭、肩、お尻が壁につくのが理想的な姿勢です。また、腰の隙間に自分の手が入り、少しきついくらいというのが正しい前弯カーブなのです。頭だけがつかない、肩しかつかない、腰の隙間が大きすぎるなどで、それぞれ平背、うつむき猫背、反り腰などと呼ばれます。

理想的な直立二足姿勢は、視線が地面に水平で、アゴは安静空隙を保ち、骨盤の前傾角度と同様に下アゴの縁が、約30度程度のものが理想と言われています。S字弯曲がしっかりとでき、首の前弯カーブも30～35度が適正と言われています。さらに、腰の前弯カーブは45度程度が適正と言われています。その首のカーブが30度以下になると、ストレートネックと診断されることが多くなります。

平背の人は着物をよく着る方に多く、帯で腰をきつく締めることによる影響が考えられます。普段の姿勢のときの骨盤の前傾角はほとんど平らとなっています。太ももの後面やお尻が緊張していることが多くなります。アゴもやや噛みしめ気味になり、力が入っていることが多いです。

うつむき猫背の方は、最初は首あたりから頭をうつむいているのですが、それがだんだんと胸、腰へと下がっていき、そのままだと前に倒れてしまうので、膝を折り体重を支えようとしますが、それでもバランスが悪く、今度は後ろに傾斜するようになります。つまり猫背の姿勢というのは本当に身体にとって負担をかける姿勢なのです。このときに骨盤の前傾ではなく後傾となってしまいます。両肩が下がり胸を圧迫し、四十肩、五十肩の原因ともなりやすいのです。身体に合わない机や椅子でパソコン仕事をする方に多く見られます。アゴは突出し気味になることが多いです。

反り腰は、逆に骨盤が過度に前傾し、腰椎が過度に反っている状態です。妊娠中の方

姿勢を整えるポイントと不良姿勢

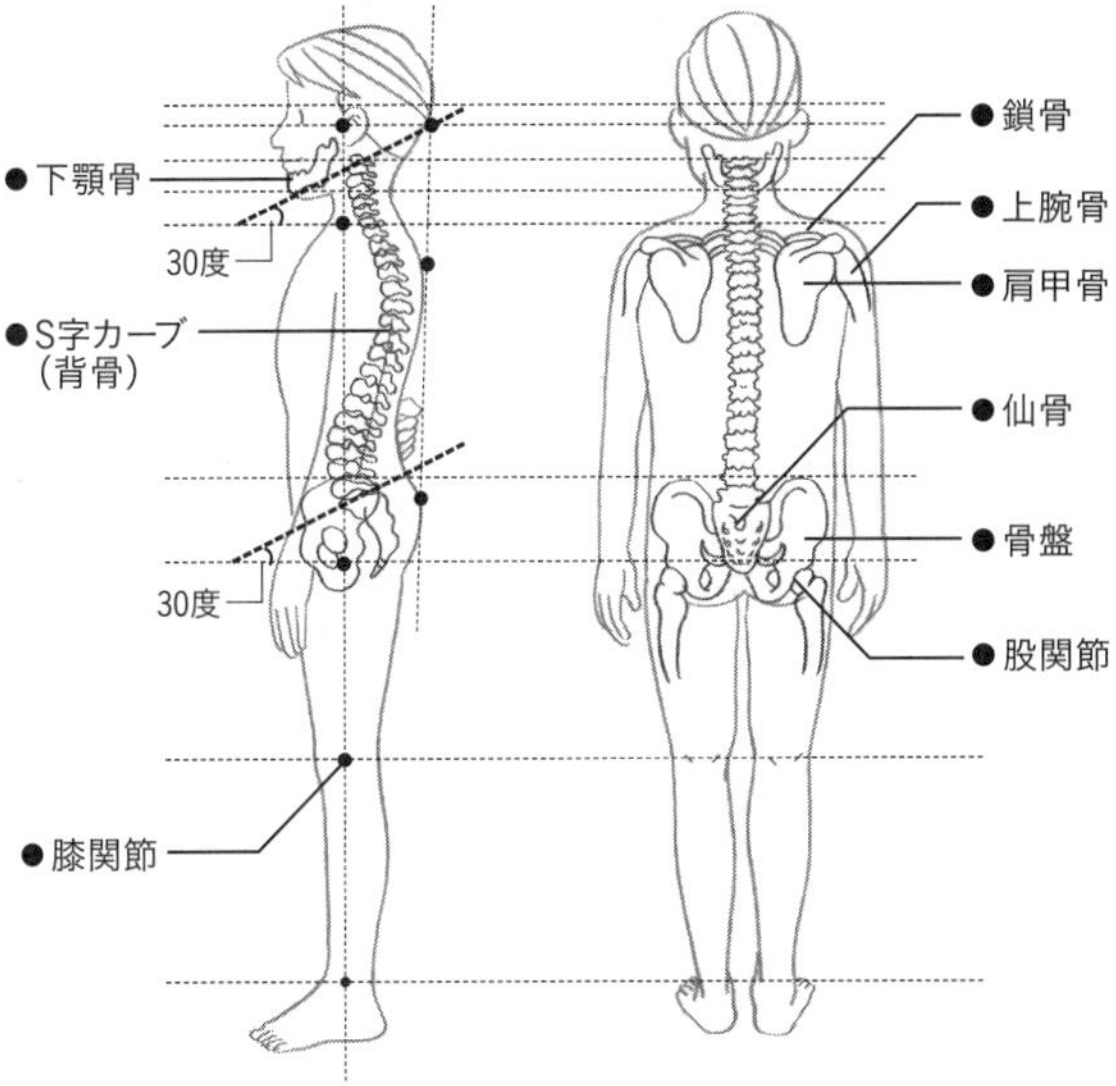

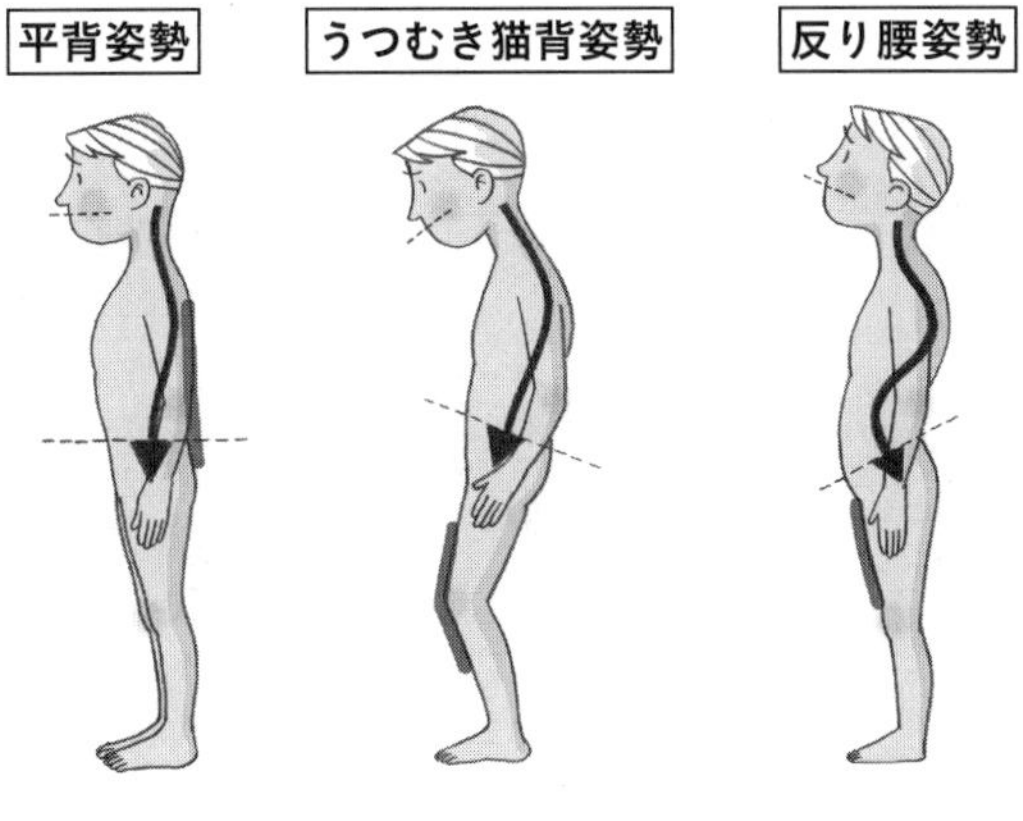

やハイヒールを常用されている方に多いです。通常、足裏には、足先とかかとに3：7の比率で体重がかかっています。ところが、10㎝程度のハイヒールを履くと、その比率は7：3と逆転してしまいます。そのため、足先や太ももに過剰な力がかかります。さらに、前のめりにならないように腰を強く反ってしまうのです。モデルさんなどは、仕事のときなどは背中に力を入れてメリハリのある体型をアピールしますが、実は隠れ猫背といってもいい方が多いようで、肩甲骨を寄せずに背中の力だけでまっすぐに立とうとするため、肋骨の胸の部分は広がらず、苦しい姿勢になりやすく、頭をやや後ろに曲げ、アゴが上がり気味になることも多いのです。いずれにしても不良姿勢ではアゴの正しい位置や安静空隙を保つことは難しくなります。

姿勢を保つ最適な構造

身体のアライメント、つまり骨格バランス（各関節の配列）が歪むとき、筋肉は骨格の歪みを支えようと収縮しなければなりません。悪い姿勢をそのままにしていること、骨格バランスの乱れを放置することは、筋肉に過剰な緊張、負担を強いることになるのです。そのため、その歪んだ部位に関係のない他の筋肉にまで過剰な負担をかけてしまうのです。

筋肉は骨と骨をつなぎ、関節のところで運動を起こしますが、前述したように、身体全体として縦や斜め、横など身体の動きに合わせて共同でその動作をサポートするための連結帯があります。このことにより歪んだ筋肉の負担が他の部位にも波及してしまうのです。正しい骨格バランスの時には、お互いの筋肉も無理なく、連絡し合い、姿勢はよくなり、さまざまな動作の協調運動もよりスムーズになるのです。

神経生理学者マギー・K氏は、「正しい姿勢とは、個々の関節にかかわる力が最小になる位置である。また、骨と骨とがつながっている部分、つまり関節に過剰な負担がかかると痛みが伴うので、このことで、悪い姿勢であると判断できる」と述べてます。

スポーツ選手やトレーナーの方でも左右の筋肉の差があったり片方の筋肉が弱かったりする場合に筋肉のトレーニングで戻そうとすることがありますが、基本的に身体を支える中心は骨であり、骨格バランスがずれている場合に激しい筋トレをすることは筋肉のみならず関節にも過度の負担をかけてしまうので、注意が必要です。関節の痛みが出ない、かかる力が最小となる位置とは、生体力学的にも解剖学的にも正しい位置のことです。たとえば体重を支える股関節の大腿骨頭と接する部分では、垂直に力がかかる部分の骨はその圧に耐えられるように長い進化の過程で、すでに厚く形成されているのです。頭の側頭骨のへこみと、顎関節を形成する下アゴの関節突起においても、正しく振り子運動、咀嚼運動ができるようにやや前方の部分が厚く、丸く形成されています。つまり、正しいアゴの位置からずれることは身体にとって非常に不利な状況をつくっていくのです。

しかし、少しの歪み、ずれがあってもヒトの身体はすぐに壊れるわけではありません。それは、代償作用という自らの抵抗力があるためです。これは別名リモデリング（再構築）という作用です。ずれがあっても、いきなり動かなくなるのではなく、痛みや機能不全が出たとしてもしばらくするとまたラクになり、動き始めるため、自然と回復したように思い、そのまま放置してしまうことも多いのです。ところが、ずれの悪影響は常に続いているのです。そして、何度も同様のことが繰り返されるといよいよ代償不全となり、重大な事態に陥ります。このことは、とても注意が必要なポイントなのです。

代償作用とストレス

生理学者ハンス・セリエ氏は、１９３６年にストレス学説を発表しました。ストレスに対する一般適応症候群には３つにステージがあります。ストレス警告反応期、抵抗期、疲憊《ひはい》期の３つです。「警告反応期」とは、ストレッサー（ストレスを引き起こす外部環境からの刺激）に対して身体が緊急事態発生の警告を発し、ストレスに耐えられるように内部環境を急速に準備する、緊急反応の時期を指します。警告反応期は、ショック相と反ショック相に分けられます。ショック相はストレッサーのショックを受け入れている段階です。一方、反ショック相はストレッサーに適応しようとする生態防衛反応が本格的に発動される時期です。「抵抗期」とは、持続するストレッサーとそれに抵抗する力が拮抗し、生態防衛反応が安定している時期です。しかし、安定し続けるためにはエネルギーが必要であり、エネルギーが消耗すると適応力が低下していきます。エネルギーが枯渇する前にストレッサーが弱まれば、生態は元の状態に戻り、健康を取り戻しますが、エネルギーが枯渇してしまうと疲憊期に突入します。「疲憊期」とは、適応エネルギーの消耗からストレッサーと抵抗力のバランスが崩れ、段階的にストレッサーに対する抵抗力（ストレス耐性）が衰えていく時期です。さらに疲弊状態が続き、ストレッサーが弱まらなければ、生態は衰弱し、死に至ります。

私は、この代償作用というのは、ストレス学説の抵抗期に当たるものだと考えています。つまり、アゴのずれがあり、痛みや症状が出ている時期というのは、ストレス警告反応期で、それに対し、治療をしなくても、症状が治ったように感じる時期が抵抗期であり、代償作用が活発に活動しているときだと思います。ところが、度重なるずれで何回も抵抗期を経てしまうと、結局は疲れ切って、疲憊期に陥ります。このことが、代償不全に当たり、いよいよ回復できない重篤な時期に突入したことになると考えられるのです。

重力を味方にできる人・できない人

私たちが地球上で生活する限り避けられない力とは、地球の中心に向かって引き付けられる重力です。ところが、現代医学やさまざまな施術、療法の前提条件として、私たちの身体には常に重力が多大な影響を及ぼしているという大切な認識が不足していると感じられます。この指摘にあまりピンとこない方が多いかもしれません。そこで、重力というものがどのように私たちの身体に影響を及ぼしているのかを、宇宙飛行士の地球と宇宙における体調の変化で比較してみようと思います。

厳しい健康チェックをパスした宇宙飛行士たちでさえ、実際には無重力の宇宙空間の中で、さまざまな体調不良を経験するようになります。まず、腰痛に襲われ、その後、宇宙酔いと呼ばれるめまいが起き、脳の反応速度も遅くなり、視力、聴力、記憶力の低下なども起こり、筋力、骨密度低下まで起こります（宇宙での1週間のカルシウム損失は、地上での1年分に相当します！）。まるで急激に老化現象が進行しているのと同じです。

腸や心臓などの内臓機能の低下も起きますが、とりわけ筋力と骨密度の低下は深刻です。私たちは地上では意識しなくても手足を動かすだけで、骨や筋肉に、重力という適切な負荷がかかっていますが、無重力の状態では、それがないために、どんどんと弱くなり、機能も低下していきます。そのため、無重力の状態で、宇宙飛行士は、重力の代わりに床から体幹軸に沿ってゴムのベルトを肩にかけた状態で、ランニングマシンなどでトレーニングしています。しかし、重力の代わりをするほどの効果は発揮できないのが現状です。

二本足で立ったために腰痛は避けられない？

ところで、医師による健康本のなかには、地球の重力のなかで、ヒトが二本足で立ったために、腰に体重の負荷が強くかかり、結果的に腰痛はヒトの避けられない宿命であると書かれているものがあります。それではなぜ、無重力空間の中にいる宇宙飛行士が、腰痛に悩まされるのでしょうか。ＪＡＸＡの発表によると、宇宙飛行の初期に腰痛を経験することが多く、宇宙飛行士の約68％が宇宙飛行中に腰痛を経験していました。中度から、重度の腰痛が約28％だったと報告されています。その健康本の理論では、この現象は説明できません。

無重力の宇宙では、本来かかるべき重力の負荷がなくなり、背骨の脊椎の椎間板が膨らみ、ヒト独自のS字カーブ（生理彎曲）が伸びてきて、それにより、特に腰の神経（馬尾神経など）が伸ばされ、椎間板が緩み、神経の通り道の椎間孔が偏位し、痛みにつながってくるものと考えられています。また、関節部の骨と骨との接合が離れてしまうことで、きちんと機能しなくなってしまうのです。

整形外科などでの牽引療法は、この無重力の現象と同様かそれ以上のことをしている恐れがあると感じています。本来、関節は重力や筋力によって、それぞれの骨に負荷がかかることにより、正常に機能するものであり、それらが引き離されるということはかなり、問題のあることではと思っています。

地上に戻ってきた直後は、脳と下アゴの連携も不十分で、すぐには重力に対応することができなくなります。しばらくは、頭の重心がわからずに、赤ちゃんのように首が据わらない状態で、立ち上がることや、歩くことすらままならなくなります。まるで、軟体動物のように自分の頭や身体の重心がまったくわからなくなるのです。つまり、宇宙にいた間、無重力という環境にヒトの身体が適応変化していたからなのです。

宇宙飛行士の向井千秋さんは、宇宙から帰ってきたとき、たった1枚の紙切れを持っても「ううっ、お、重い」と重力の威力を実感したと話しています。

第4章

うつむき姿勢を続けるあなたの身体と心のダメージとは？

うつむき姿勢の常態化で何が起こるか

前述したように、私たち現代人はパソコン、スマートフォンなどの長期使用をはじめ、さまざまな要因から、うつむき姿勢が常態化してきています。この頭を前に突き出し、傾ける姿勢をとっていると、当初は下アゴが頭のバランスを取る機能を発揮し、頭の傾きを垂直に戻し、円滑な日常生活が送れるようにします。

ところが、姿勢が長期的に習慣化すると、その積み重ねがダメージの蓄積となり、下アゴの前方へのずれを生み、アゴ出し状態での固定化につながるのです。そして頭の重心も頭の軸（頭位）も、それとともに前方にずれ、偏位し、首（頸椎）から、背中、腰までを丸めたうつむき不良姿勢へと波及していくのです。

この下アゴの前方へのずれの長期化により、下顎頭をはじめ、顎関節周囲の骨、筋肉、靭帯、関節円板などに異常な負荷がかかり続け、組織の硬化、硬直や弱化、萎縮などのさまざまな変化、変性を起こし、今までとは違う構造、機能へ、とリモデリング（再構築）させられてしまうのです。

こうなってしまうと、頭の重心位置、傾きが前方に偏位したまま固定化されるので、いくら頭を垂直に戻そうとしても、無意識のときは自然と前方に傾きやすいアンバランスな状態へと変わってしまうのです。しかも、下アゴの調整機能がほとんど働かないので、なんとか前方に倒れないように、首から肩、背中、腰までの筋肉を全て使って頑張って支えるようになるのです。

実は重大な問題が潜む、顎関節症

顎関節の問題では、「顎関節症」が知られています。一般的には、アゴの痛み、「カクカク」「ゴリゴリ」などという雑音、口がスムーズに開かないなどの症状の総称です。原因としては複数の要因が考えられますが、主なものとしては、たとえばストレス、食いしばりなどの無理な力が筋肉、関節や円板にかかり、顎関節全体に大きな負荷がかかっていることなどが考えられています。

一般的な歯科治療における顎関節症の対策としては、症状の改善のためにマウスピースなどを使用し、噛み締めの過度な力から顎関節、咀嚼筋などの安静を目的にする処置がとられます。また、まれに重篤なケースでは、手術が適用される場合もあります。

噛み締め癖のある患者さんには、「歯を噛み締めない、当てない」などと書かれた紙を目のつくところに貼っておくなど、それを気づかせ、やめさせるための認知行動療法から指導をすることもあります。

しかし、さまざまな要因でつらい症状が出てきても、1～2週間もすると軽くなり、自然と回復していく疾患ととらえられることも多いのです。歯科医のなかには顎関節症は放っておいてもそんなに症状が悪化せず、自然とよくなるものであり、噛み合わせの不良や下アゴのずれには関係はなく、噛み合わせ治療はもちろん一般的に使用するマウスピース治療すらもまったく必要ない、とする極端な立場をとる人もいます。

果たして本当に何もしなくても自然とよくなる簡単な疾患なのでしょうか？　本当にそのような見解でいいのでしょうか？

ヒトの下アゴは前述してきたように、本来正しい位置で、ある一定の範囲内で上下前後左右に自由に動くことのできるものです。下アゴが少しずれたり、歪んだりすることでも、当然、頭の重心は本来の位置よりもずれ、頭位軸も傾きます。

ヒトの身体はなんらかの要因により、多少のずれや歪みが起こったとしても、機械のように急に停止したり、壊れたりはしません。その都度、なんとか対応して機能を維持しよう、補おうと、自らの形態、構造を変える再構築（リモデリング）などの代償作用が働きます。

通常は顎関節症のさまざまな症状が出たとしても、徐々に症状が落ち着いてきます。つまり、ずれたその場所でまたできる限り機能させようとするのです。しかし、このずれを放置することは、さらなる歪み、ずれを呼ぶことになり、いよいよ代償作用が消耗し、口がまったく開かない、動かない、組織が破壊されてしまうなどのまったく対応できなくなる事態に陥ることになってしまうのです。

下アゴがずれたままでは、正しいアゴの動き、咀嚼運動などができなくなり、かなり制限され、歪んだ動きを強いられます。そしてさらに、頭の重心のずれも起こし、そのずれを修正するための下アゴのおもりとしての自由な動きができなくなります。結局、頭のずれの固定化につながり、その歪みは首→肩→胸、背中→腰→骨盤→膝→足へと悪影響を及ぼしていくことになるのです。

このような全体的な観点から顎関節というものをとらえたとき、治療しなくても自然と症状が回復していくものだという考えはきわめてあいまいで、狭い視点での判断であると言わざるを得ません。つまり、歯そのものや、上下の歯を接触させるクセ、歯並び、噛み合わせなどの視点だけでは解決できない大きな問題の種を残したままになるのです。決して一時的に痛み、雑音、機能障害が改善したからといってそれだけで安心できるようなものではありません。アゴのずれは顎関節のみならず全身の関節にも悪影響を及ぼす可能性が大きいのです。

S字カーブを守れ！　重力と生理的弯曲

本来、ヒトの背骨（脊柱）は、横から見るとS字カーブという生理的弯曲を持っていて、上から順番に、頸椎（前弯）、胸椎（後弯）、腰椎（前弯）となっています。このS字カーブは進化の過程で唯一ヒトだけが獲得したもので、重力方向、体軸方向からの力に対し弯曲していることで抵抗力をアップして、衝撃吸収作用もあるのです。

その首（頸椎）の前弯カーブがうつむきにより頭に引っ張られ、まっすぐ近くまで伸ばされることを「ストレートネック」と言います。このストレートネックは、マスコミなどで最近よく話題にされます。首が重力で前方に傾き、伸ばされることで、背中もさらに丸まり、肩甲骨は背中から離され、両腕とともに前下方にずれていくのです。そのため猫背となり、腰の前弯カーブも伸ばされ、骨盤は逆に後方に傾き、全体としてS字カーブはなくなり、C字カーブのうつむき不良姿勢となってしまうのです。

あるデータによると、うつむき姿勢の頭と首をどんどん傾けていくと、首に加わる負荷は頭を約５kgとした場合、傾きが15度になると12・２kg（２倍強）、30度になると18・０kg（４倍弱）、60度になると27・０kg（６倍弱）にまでなるのです。この重さはなんと小学校低学年の子供を肩車することに匹敵します。

さらにC字カーブのままでは、体重、重心が前方に偏っているので、本来は土踏まずのあたりにあるはずの足の重心が、足の先、つま先側でバランスを取ろうと頑張ります。しかし、足が疲れ、不安定にもなるので、無意識にだんだんと背中へと体重が移っていき、足裏もかかと側の重心となります。ところがこれでは安定が悪く、歩きにくくなるので、今度は膝を曲げて重心を低く調整しながら歩くようになり、よたよたした歩行姿勢へと移行していくのです。この姿勢は、重力に適応し、進化の過程でやっと獲得した直立二足歩行ではなく、まるで原始人のようなうつむき退化姿勢へと向かっているとも言えるのです。

猫背になることで、胸、肺、心臓を圧迫し、息苦しさなど呼吸も障害を起こし、内臓を圧迫することで機能低下をもたらし、お腹やお尻がたるみ、便秘、下痢、疲れやすさなどの原因にもなります。そして、歩くたびに膝にも股関節にも余計な偏った負荷がかかり続け、変形や痛みや炎症を起こすということにつながります。

このままの姿勢を続けることは、「傾いたヤジロベエ」に固定された自分の身体をかろうじてバランスを取りながら日々生活することになるのですが、そんな非常に不利な状態に陥りながらも、よほど痛みや凝り、変形が強く出て、動けなくなるくらいにならないとヒトは意外と気づけないものなのです。

このうつむき不良姿勢による下アゴのずれからの全身への悪影響について、さらに詳しく説明していきます。

姿勢をコントロールするシステムとは

一般に、進化したヒトの姿勢保持、バランス調整は、視覚や触覚、内耳の前庭器官や身体のいろいろなところの感覚受容器からの情報が、中枢神経系に伝わり処理、制御される仕組みになっています。このような姿勢保持の仕組みのなかで、さらに下アゴは独自の機能を発揮しています。つまり、頭のおもりとしての慣性力と復元力で、瞬時に重力に対応して頭の重心をコントロールできるということです。

下アゴには、脳神経のなかでも一番太い、つまり重要な三叉神経がつながっています。三叉神経とは、眼神経、上顎神経、下顎神経の３つを合わせたもののことを言います。そのなかでも下顎神経が一番太い神経なのです。三叉神経は顔面や口腔、頸部などに広く分布して、知覚と運動を受け持っています。下顎は三叉神経を通じて、内耳や小脳（姿勢の中枢）にも連絡路があり、顎関節、歯根膜、筋肉センサーなどからの微細な情報も中枢系で統合処理されるようになっているのです。さらに脊髄路核、三叉神経運動核、主知覚核、中脳路核が一体となって処理をしているのです。

また、下アゴは耳の中にある小さな骨、耳小骨（つち骨、きぬた骨）と発生学的には同じ系統なので、耳の平衡感覚とのつながりは深いのです。そのため、アゴのずれとめまい、耳鳴り、難聴などの症状との関連性の根拠のひとつとなっています。つまり、昔、えらの骨だったものが、長い進化の歴史のなかでそれぞれに変化したのです。胎生10週までの、初期の胎児ではアゴを動かすと耳の骨も一緒に動いているそうです。

アゴずれ、首凝りは自律神経を乱す！

また、頭を支える首、頸椎には、「自律神経」という個人の意思とは無関係に血圧、体温、心拍数などの調整、呼吸、消化、代謝などをコントロールして、生命活動の維持をする大切な神経が通っています。自律神経には交感神経と副交感神経の2種類があり、アクセルとブレーキの関係にあります。下アゴや首のトラブルがあり、緊張やストレスを感じているときには、交感神経が優位となり、心拍数、血圧を上昇させ、呼吸数を増やし、血管を収縮し、瞳孔を開き、胃腸の働きを抑制します。

首には、交感神経の集まりである、星状神経節があります。そこはストレスなどで自律神経のバランスに乱れがあるとき、交感神経の過緊張をゆるめるためにペインクリニックなどでブロック注射をする場所です。また、首にはすべての内臓に分布する、副交感神経の迷走神経も通っています。

下アゴのおもりによって保持される頭の重心は、両耳（内耳の前庭器官の三半規管、耳石リンパ器官）を結んだ直線のほぼ中点にあり、脳の中の視床下部付近になります。そして、この視床下部こそが自律神経の中枢であり、さらにヒトがストレスを感じたときにだれでも同じ反応をするシステムのＨＰＡ系（視床下部→下垂体→副腎皮質）からのコルチゾール、ストレスホルモン対応の中枢でもあるのです。

その意味でもこの部分の重力に対する安定性と重心の保持は非常に重要となるのです。脳を中心とした身体の調整機能のオンオフを重力が受け持っているとも言われます。そのため無重力下において、宇宙飛行士の脳を中心とした神経の反応が乱れ、鈍くなり、身体の調整がうまくいかず、混乱を起こし、さまざまな体調不良へとつながるのだと言われています。その意味でも地球上に戻ったときには、下アゴにより、重力に対して、頭のバランスが早期にリセットされ、機能回復することが大切であると考えられます。

うつむきに反応する後頭下筋群とは

デスクワークなどで、疲れて、うつむき姿勢になると、頭と首をつなぐ後方の筋肉と頸椎に負担がかかり続けます。このときまず、無理な負荷が集中するのが、第1頸椎（環椎）と第2頸椎（軸椎）です。そこに、後頭部からつながっているのが、後頭下筋群（大・小後頭直筋、上・下頭斜筋）という4つの小さな筋肉です（図117ページ）。

この筋肉は、最も骨に近い深部でところで、頭の後頭骨と、首の上位の骨の環椎、軸椎をつなぎ、頭部と首の安定や、目標物に視線を向ける機能などで、眼球運動とも深く関係しています。つまり、頭と首のバランスのためにとても大事な部分なのです。

うつむき姿勢などでは、頸椎も前弯からストレートに伸ばされ、首の後ろの筋肉が硬直し、血流量も減り、酸欠状態となり、炎症・発痛物質が生成され、凝りや痛みが持続するのです。そのため眼精疲労や目の奥の強い痛み、頭のふらつき、頭痛などの不調が起こるのです。

首凝り注意！　トンネルが歪めば、血が流れない

首の頸椎の左右のトンネルに沿って、「椎骨動脈」という心臓から脳に血液を送るとても大切な太い血管が通っています。頸椎のねじれ、歪みの影響を受けやすい構造になっています。さらに、椎骨動脈は左右から合流して「脳底動脈」という最上位の中枢である脳に酸素と栄養を送り届ける大切な太い血管になります。

第一頸椎（環椎）と第２頸椎（軸椎）は、他の頸椎に比べて特殊な形をしています。環椎には、椎間板というクッションがなく、頭蓋骨にダイレクトに接しています。軸椎は頭を水平に回すための軸になっています。これらの構造により、その中を通る椎骨動脈が複雑な経路を通ることになり、頭や首の引っ張りや歪みの影響を受けやすくなって

います。

つまり、椎骨動脈がトンネルの一番上の環椎から、頭の大孔へ、90度近く急激に内側にカーブしながら頭蓋腔に入ってきます。これは、ヒトが四足歩行から直立二足歩行になり、頭の向きと背骨が90度変化したことにより、このような血管の走行になりました。従って、外部からの過剰な負荷に対する弱点にもなっています。

下アゴが前方に固定され、うつむきの頭位になったとき、頸椎の上位にある環椎、軸椎は、後頭下筋群からの緊張の影響を強く受けます。頸椎が偏位させられ、血管の走行が歪められ、血流が妨げられ、脳虚血

心臓から脳に血液を送る椎骨動脈と脳底動脈

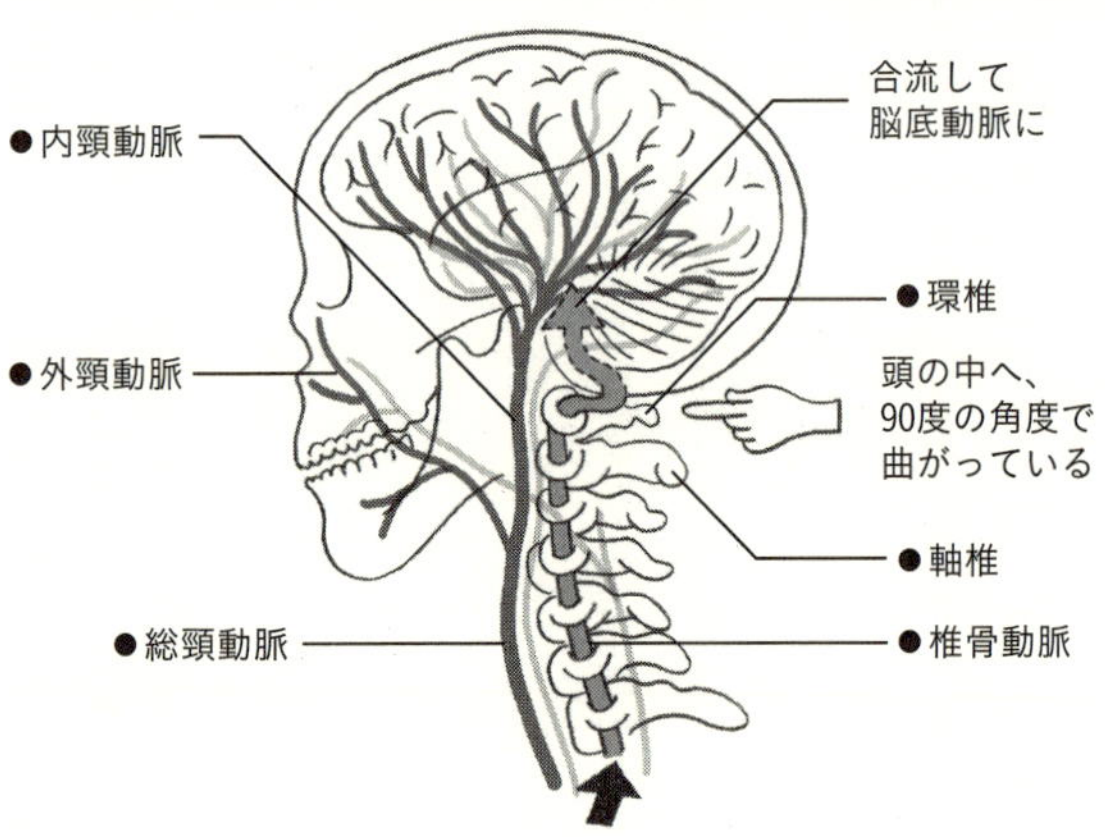

（脳に血が行かない）状態に陥ってしまうのです。そのため思考力の低下、集中力の低下、情報の処理・判断力も低下し、パニックに陥りやすくなるとも言われています。

通常でも脳は心臓の鼓動一回につき約15％～20％の血流と全身の酸素消費量の20％が送られます。集中して考えたり、悩んだりして、頭を使う時には、50％近くの血流が送られるともいわれます。

脳は危機的状況に陥ると、他の臓器、器官を犠牲にしてでも一番に脳の血流を守るとされています。その脳の血流不足は、脳の機能不全、機能障害につながりやすく、脳梗塞、脳卒中、脳出血、もやもや病、認

後頭下筋群と環椎、軸椎

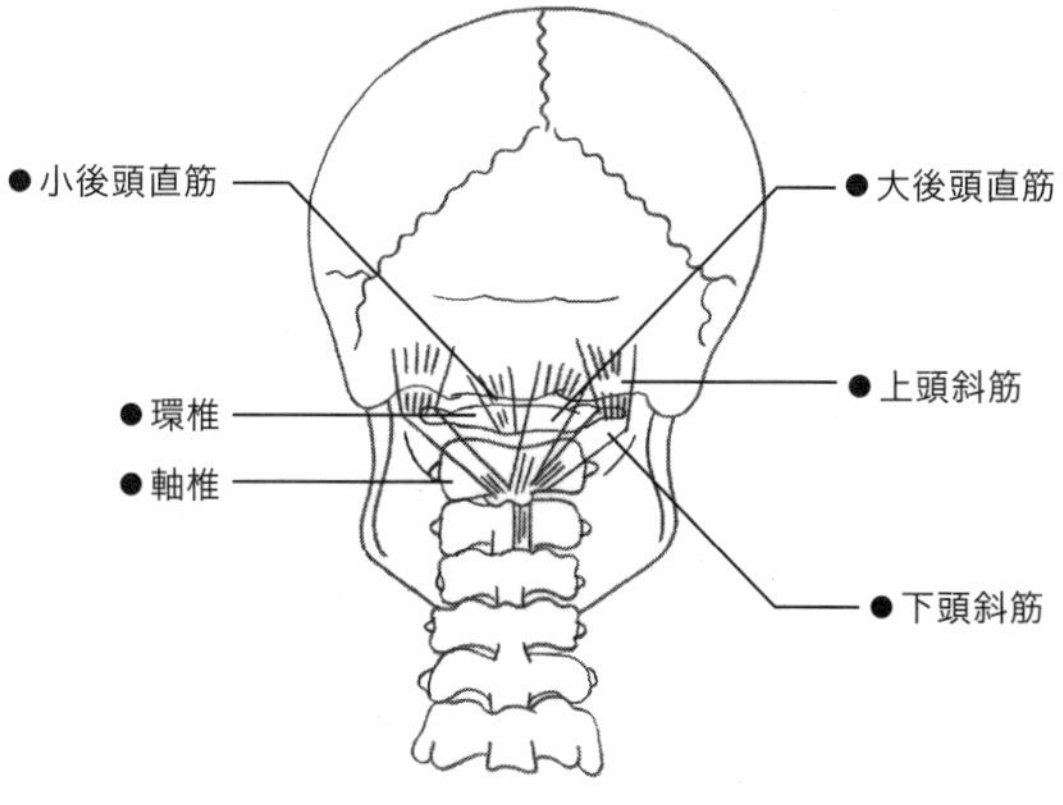

知症をはじめ、原因不明の不調、不快症状、うつ症状など、身体のみならず精神的なダメージが大きいと言えます。精神運動障害（ＰＭＤ）とは、身体も頭も動きが鈍り、円滑に働かない状態を言い、これらの要因のひとつともされています。現在、認知症は若年化とともに増加傾向にあり、根本的な治療薬はまだ発見されていません。脳の血流を守るために下アゴの是正治療を行うことは、これらの改善に役立つ療法のひとつになるものと考えられます。

光トポグラフィー、脳血流アップ効果

光トポグラフィー検査とは、ヘモグロビンが近赤外線を吸収する性質を利用して、脳の血流の変化を測定、画像表示するものです。てんかん、うつ病など精神疾患の診断などに用い、血流量の変化の波形などで判断します。うつや認知症は明らかに脳の血流量の現象が見られると言われています。当院のマウスピース（Ａ・Ｓ及びＭＯＳＰ）を使用し検査したところ、明らかに脳の血流量の上昇データが得られました。この効果は下アゴの是正により頭と首の関係が正常に近づき、椎骨動脈、内頸動脈の血流量が増加する要因となったと考えられます。

脳波で、リラックス度アップ効果

脳波とは脳の神経細胞から出る弱い周期性の電流のことです。脳波は周波数によってβ、α、θ、δ波に分けられます。肩凝り、首凝り、緊張、興奮、パニックの場合にはβ波（13Hz以上）が現れます。筋肉も精神状態もリラックスしているときに出ると言われているのがα波（8～13Hz）で、特にリラックスしているときにはMα（ミッドα）と言われています。前述の当院のマウスピースを使用した状態で、首、肩の筋肉ともにリラックスしている状態をしめすα波、特にMαの比率が増大したデータが得られました。

頭痛とアゴの深いつながり

また、うつむきにより下アゴのずれで側頭筋が緊張し、三叉神経が圧迫され、後頭部の皮膚も引っ張られ、僧帽筋、頭板状筋、頭半棘筋などの筋肉も過緊張、硬直が続き、首の根元付近を覆う後頭下筋群とともに大後頭神経にも負荷がかかり、圧迫され、結局側方、後方ともに全周の筋膜を引っ張りひねられるのです。そのことでまるで万力で頭が締め付けられるように痛い、と訴えられる非常に激烈な頭痛となることも考えられます。歯科に関連する頭痛というと、このように筋肉が緊張することによる「筋緊張性頭痛」が主になります。

首には椎骨動脈の他に、さらに総頸動静脈が通っていて、頸動脈はちょうど下アゴの下あたりで脳にいく内頸動脈と、顔面にいく外頸動脈とに、音叉のようにふたつに分かれる場所があります。ここには、頸動脈洞という動脈血圧を感受する受容器があり、この場所近くを頭から首を斜めに胸部につながる「胸鎖乳突筋」と、肩から舌骨につながる「肩甲舌骨筋」が交叉するため、うつむきでの下顎のずれや首の傾きにより、このふたつの筋肉を中心として過緊張、硬直することでさらに脳の血流に変動をもたらし、そのことでズキズキと拍動性に痛みを訴えるつらい「片頭痛」の発生の一因になると考えられます。

頭痛に対してアゴの治療はかなり効果的であると考えています。なぜそう言えるかというと、頭痛がひどく、投薬を受けても効かず、市販の頭痛薬を毎日服用し続けていた方が当院の治療ですっかりよくなり頭痛薬を手放すことができたという例や、目の奥から頭全体を締め付けられ、ひどいときには頭をとってしまいたいくらいだとおっしゃっていた方が全快し、頭痛薬から一切解放された例などがあるからです。

病院で筋緊張性の肩凝り、首凝りからの頭痛と診断され、その緩和のために筋弛緩薬を投薬されたところ、全身の筋肉に力が入らなくなり、かえって仕事中に具合が悪くなってしまう方もみられます。当院の患者さんでウェイトレスの方から、料理を運ぶトレーが、いつもより重く感じ、何度か落としてしまったというお話を聞いたこともありま す。原因のはっきりしない頭痛への解決策としてアゴの治療をすることは重要なことであると考えています。

アゴずれが、頭痛や肩凝り、首凝りの原因となっている場合には、アゴを正しい位置に戻すことによって、即時に首、肩の緊張はとれるので、鑑別診断が可能です。

首の骨へのダメージ（4パターン）

また、うつむき姿勢は頸椎の配列をストレートに変えるだけでなく、骨そのものにも強い圧力、負荷が加わり変形、変質していくものです。たとえば、骨棘《こっきょく》という骨の棘ができたり、椎間板という軟組織のクッションがつぶれたり、骨と骨とをつなぐ靭帯が肥厚、硬化したりするのです。このようなダメージを首が受けると、「変形性頸椎症（骨棘が脊髄や神経根を圧迫する）」、「頸椎椎間板ヘルニア（弾性のある繊維群の中央のゼラチン状の髄核が外にはみ出して神経を圧迫する）」という病気を招き、最終的に「後縦靭帯骨化症（椎体の後ろ側の靭帯が、カルシウム沈着や硬化し、脊髄を圧迫）」や「頸部脊柱管狭窄症（脊髄が通るトンネルが狭くなり圧迫する）」などというおそろしい病気を発症しやすくなります。

神経根と脊髄への圧迫

神経根（脊髄から枝分かれした神経の根元）が圧迫されると、身体の左右いずれかに首や肩の痛み、凝り、腕の痛み、脱力感、しびれなどの症状が起こります。脊髄を圧迫している場合には、両肩、両腕に凝り、痛みが起こり、症状が進行すると足腰に麻痺が起こります。

このような病気が悪化しないように、これまでの悪い習慣を見直して、頭をまっすぐ首の上にのせるようにして、背筋を伸ばして正しい姿勢を心がけるように病院で指導されることもあります。しかし、長年定着した偏った習慣を改善することはなかなか難しく、手術という最終手段に至ることも多いようです。

しかし、専門書によると、手術で骨、ヘルニア、靭帯の異常部を除いたあとも、つらい症状のすべてがなくなるとは言えないようです。特に頸椎ヘルニア手術は再発の可能性が高いとされ、あるデータでは再発率40％以上とも言われています。その再発の主な原因に挙げられているのは、老化による弱化、劣化と、悪い姿勢、偏った動作の習慣を改められないから、と述べられています。

確かに老化により柔軟性が低下し、椎間板も弱くなり、姿勢の改善が難しいということはよくわかります。ただ歯科的に分析して見ると、長期のうつむき姿勢による下顎骨の前へのずれが固定化し、同時に頭の重心もずれて固定化してしまい、バランスを崩していることが一番の原因とも考えられ、このずれを放置したまま運動療法や姿勢改善を目指しても、また元に戻っていきやすい状態になっているのではないでしょうか。そして、手術などで骨、靭帯部を除去することにより、かえって頭頸部が不安定になり、同じ症状が出現したり、二度、三度と同様の手術を行ってしまう可能性も考えられます。

歯科的な考察

なぜストレートネックから骨棘、ヘルニア、靭帯の硬化が起こったのかを、さらに歯科的に考察してみましょう。頭の前方へのずれにより下アゴのずれが固定化され、頭位が傾き、首は、前弯アーチがストレートにむりやり引き伸ばされ、常に前下方に引っ張ろうとする力が働きます。その力に抵抗しきれなくなった首、頸椎はさらに自らを硬化させ、壁のような骨棘を作り出します。そして、骨と骨をつなぐ強力なゴムバンドのような靭帯が耐え切れずに、さらに肥厚し、カルシウム沈着してまで硬化します。

これは下アゴのずれからの頭の重心バランスの乱れに抵抗しているものと考えられ、これらの病気は代償作用によるリモデリングとも考えられます。そのため、手術により骨棘やヘルニアを除去し、脊柱管を広げるために骨や靭帯を削ったりすることは、一方では不安定さを増すことでもあり、再発しやすく、周囲の別の部位に同様のストレスがかかり、病態が繰り返される根源的な理由のひとつと考えられます。

つまり、歯科における生体力学的バランスの立場からすると、下アゴの歪み、ずれを修正し、頭のバランスを取り、身体のバランスを整えることこそが、これら首のさまざまな疾患の根本的改善につながる可能性のあるひとつの方法だと考えています。このことを達成しつつ、悪習慣や悪い姿勢の改善を心がけていくことによる自助努力、自己管理をしていくことが、さらなる相乗効果を生み、つらい症状の改善につながっていくものと考えられます。

また、現在ストレートネックは整形外科においてはレントゲンなどで手術の適用になるくらいの変化が表れていない場合には、特に治療の対象とはなっていないようです。そのような場合では、鎮痛薬、湿布薬、ビタミンB_{12}製剤などが処方され、電気や温熱療法などの物理的な療法で経過観察しているようです。当院のアゴずれ治療による、頭のバランスの修正でのストレートネックの改善の可能性を話すと、整形外科では、治らないと言われたのでとびっくりされます。

また、整形では牽引療法という骨を引っ張ることでそのような症状を改善しようとするものがありますが、アゴの下から引っ張り上げることは、顎関節にも過度に負荷がかかります。そして頭と身体をつなぐ首には今まで述べてきたように神経、血管をはじめ、とても重要な器官が密集しており、カイロプラクティックなどの首の「パキッ」と音をさせるような急激な調整療法と同様に、より慎重に考えるべき問題であるととらえています。

腰の骨へのダメージ。遠くて近いアゴとの関係

首で起こるのと同様に、腰においても、うつむき姿勢によるS字カーブから腰まで丸まったC字カーブ化による前弯カーブ消失による骨、神経、血管、筋肉などの変化病変が表れます。そして腰では、馬尾神経や坐骨神経の痛みなどの症状とともに、病名もヘルニアや狭窄症、靭帯硬化症など同様のものがつけられています（変形性腰椎症、腰部

脊柱管狭窄症、腰椎椎間板ヘルニア、腰椎分離すべり症など）。

うつむき不良姿勢に抵抗するため、後頭部から背中を通って骨盤にまで連なる脊柱起立筋がクレーンのように常に緊張して身体を支えることになるので、常時伸ばされ、緊張し、疲労しだんだんと血行不良を起こし、発痛物質の生成などで、硬直、変性していくのです。また、骨盤が後傾することで仙腸関節にひずみ、歪みが生じ、バランス調整機能も低下し、股関節に偏った負荷がかかり、外旋しやすく、O脚へと流れていきやすくなります（反り腰などで前傾が強まると逆にX脚方向になります）。現在、腰痛の8割以上は原因不明と言われています。つまり、原因のはっきりしない腰痛のなかには距離的には離れていますが、下アゴのずれに関係しているものがかなり含まれているものと考えられます。

首、肩のダメージとアゴ

脳と脊髄は中枢神経と呼ばれ、それぞれの分枝として末梢神経と呼ばれる12対の脳神経と、31対の脊髄神経を分布させます。首の脊髄神経の1番目から4番目までをまとめて「頸神経叢」と言い、後頭、首の側面などに分布しています。5番目から8番目までは「腕神経叢」と言い、肩、腕、手、鎖骨などに分布しています。

パソコン、スマートフォンによるうつむき姿勢などで、首筋から肩、腕にかけての異常症状を訴える人が増加しています。その症状をまとめて、「頸肩腕症候群」と総称します。

そのなかでも最近耳にすることが多くなった「胸郭出口症候群」とは、腕や手とその付け根の肩甲骨周囲を担当する腕神経叢と鎖骨下動静脈が、その走行中に筋肉（前、中、斜角筋）、鎖骨、肋骨、などによって締め付けられ圧迫され、障害を起こす病気なのです。腕を上げる日常動作でのしびれなどの感覚障害と握力低下などの運動障害が起こり、さらに動脈が圧迫されると腕が白っぽくなり、静脈が圧迫されると静脈血の戻りが悪くなって青紫色になるのです。

整形外科での治療対策としては、腕や肩甲骨についている僧帽筋などの強化運動の訓練や、悪い姿勢改善のため肩甲骨拳上のための装具を用いることもあります。また、斜角筋腱の切離手術や、肋骨の除去手術なども行われます。

また、中年以降に多く発症する肩、肩関節の痛み、動きの制限が起こる病名を「肩関節周囲炎」と言いますが、一般的には五十肩、凍結肩とも呼ばれています。はっきりとした原因は不明ですが、関節包という肩関節を覆う弾力性があり動きを滑らかにするための組織などに炎症や拘縮、硬化、変性、癒着などが起こり、痛みや運動障害に波及するとされています。

急性期には安静にしていても強い痛みが治まらず、腕を上げられず衣服の着替えも困難になり、夜間痛みで目が覚めることもあると言います。硬化や癒着が進むとさらに肩の動きが悪くなります。また、石灰沈着性腱炎などを発症すると、痛みもさらに強まり、運動制限も拡大します。

通常は整形外科の治療では、消炎鎮痛剤やビタミン剤内服、温熱療法（ホットパック）、運動療法で様子を見ていくが、石膏状の沈着物除去や、癒着部剥離のための手術を行うこともあります。

アゴと肩の関節は絶妙な関係

この肩の関節というのはとてもユニークな構造をしていて、肩複合体の関節と呼ばれています。肩甲骨と上腕骨、鎖骨、胸骨、胸郭後壁との4つの関節の相互作用によって機能しているのです。特に大切なのが、肩甲骨の関節窩（へこみ）と上腕骨頭の球面部でつくる「肩甲上腕関節」です。

ヒトが直立二足で立ったとき、両肩からは約4～6kgある両腕が重力のもとで関節を覆っている関節包、靭帯、筋肉の協力を得て静止、固定されています。このときの安定性の重要なポイントとなるのは、肩甲骨の位置なのです。肩と腕との関節は、より大きく動ける可動性が大きいため、関節のへこみが浅く平面に近く上腕骨頭も球状をしているとはいえ、ゴルフボールを4分の1スライスをした程度にしかはまっていないのです。つまり、緩みのある不安定な脱臼しやすい関節なのです（ちなみに同じ球関節でも、股関節は体重を受ける荷重関節なので、より深くはまって安定性が高くなっています）。

それで、滑り落ちやすくなるので、真横に水平に接触、連結するのではなく、約5度上向きにわざと関節面が傾いていて、この構造的に安定するように関節面を上向きにつくる位置こそが肩甲骨の理想の位置となるのです。

つまりこのことで関節の上部の関節包、靭帯、筋肉などが重力の下向きの腕を下げる力に対し、上向きの抵抗する力を得て、関節面に向けて垂直に力を加え、圧迫する力の支点を生み出すことができるのです。だからこそ、肩甲上腕関節の静的安定性が著しく向上するのです。（次頁の図）

この肩と腕の関節の不安定性は、肩甲骨のほんの小さなずれ、変化によって生じているのです。そしてその微細な変化を調整しているのが、前述している下顎骨、舌骨、肩甲骨をつなぐ「ワンダースリーバランス」なのです。左右の肩甲骨からは、肩甲舌骨筋が舌骨につながり、そこからさらに顎舌骨筋などで下顎骨につながっています。しかもこの肩甲舌骨筋は、上腹、下腹とふたつの筋肉に分かれることにより、下アゴを中心としたバランスの調整能力を肩甲骨に微細に伝えることができるのです。

下顎骨の歪みや他の要因によって肩甲骨にずれが生じ、関節のスペースが狭くなり、腕と肩の関節で、骨同士が衝突することを「インピジメント」と言い、肩の軟組織も挟み込んでダメージを与えてしまいます。野球・水泳・バレーボール選手などでよく起こる障害です。

もし肩の関節に炎症や拘縮やカルシウム沈着などの問題を起こし、痛みや運動の制限が起きているとしたら、下アゴの三次元的チェックなどで確認してみるのもいいかもしれません。原因不明といわれる首や肩の不調のなかには、下アゴのずれによる障害がかなり含

肩甲上腕関節の静的固定作用（滑り落ち防止）

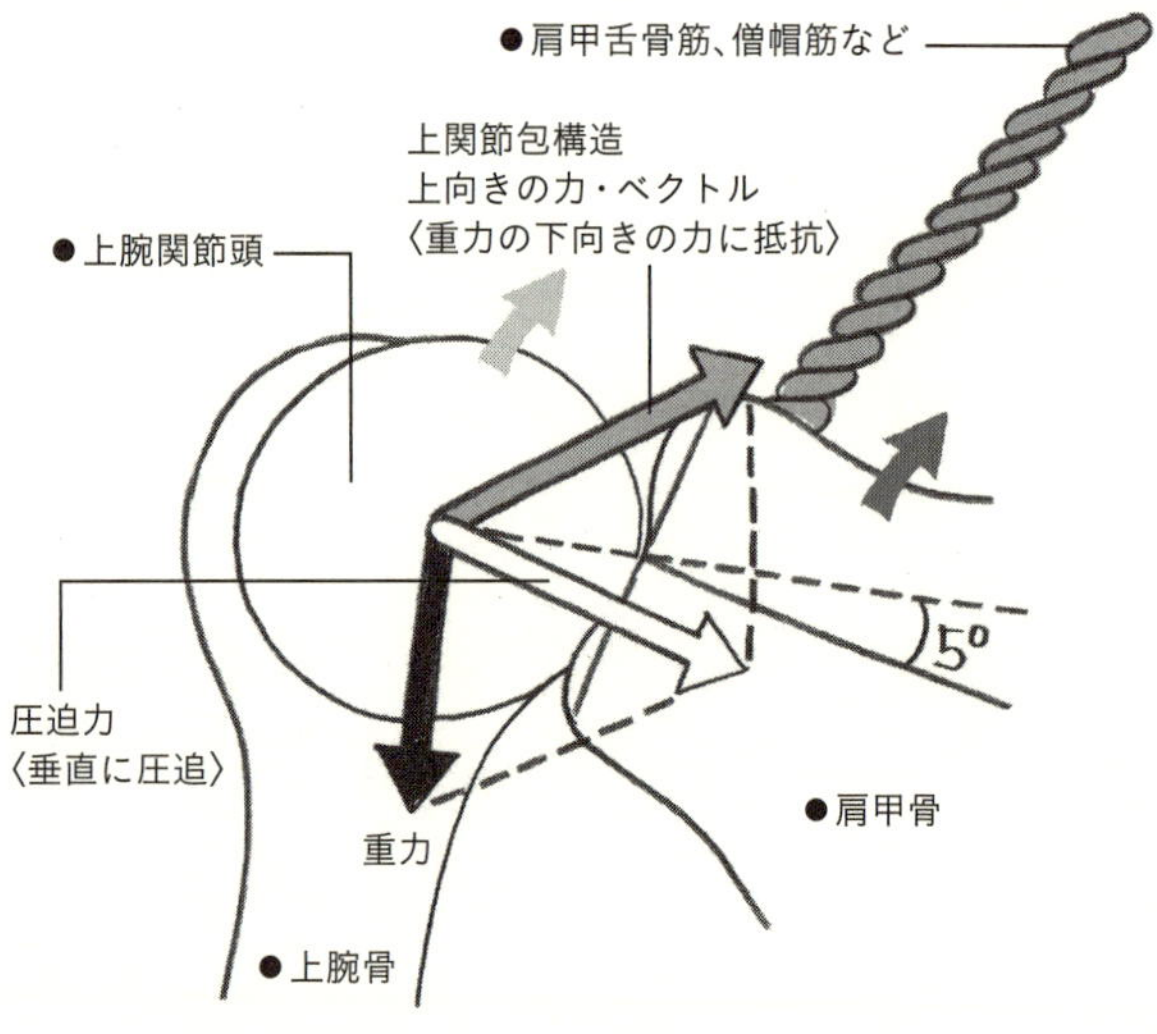

肩甲骨の理想的な位置は関節面が5度上方へ傾いた位置である（緩みのある関節の安定化のため）

まれているものと考えられ、下アゴを三次元的に回復することによりそれらの症状の根源的な解決や、他の療法、処置との相乗効果につながる可能性が高いと考えています。当院でも五十肩で腕が上がらなかった患者さんや、石灰沈着性腱炎で手術予定だった方も、アゴの治療で回復した例を経験しています。

今まではパソコン、スマートフォンなどを中心としたうつむき姿勢における下アゴの前方へのずれ、歪みを中心に、身体への影響を説明してきました。ところが、下アゴはうつむき姿勢によっても単純に前方にだけずれることは、ほとんどなく、以下のような原因でも前後左右上下そして傾斜や回転のずれ（ピッチング、ローリング、ヨーイングなど）も加わるのです。つまり、ヒトのアゴはより複雑な三次元的歪み、ずれを起こすものなのです。

うつ向き姿勢にプラスしてさらなるアゴずれを引き起こす原因としては、次のさまざまなものが考えられます。仕事の内容、生活環境、悪習慣、ストレス、噛み締め、変則的な動作・体制、片噛み、虫歯・欠損歯の放置、不適切な歯科修復・歯列矯正、歯ぎしり、食いしばり癖、頬杖、うつぶせ寝、片側寝、不適合な寝具・机・椅子・テレビの位置、バッグの片側持ち、足組み、楽器の演奏、変則的な運動、ケガ、事故、遺伝的要因など。

まずは、自分が傾いたヤジロベエであることに気づき、そこからの脱却のためには、下アゴのずれによる連鎖的な負の代償、補償作用を断ち切ることが大切で、下アゴのずれを治すことは対症療法ではなく原因療法となり得ると考えています。下アゴの三次元的な是正と機能運動の回復が、本来の直立二足歩行における最適な生体力学的バランスの回復につながり、さまざまな不調、不快症状の改善につながる大切なポイントになっているのです。ただ、一般的なマウスピースでは、残念ながら対応できません。そのために独自の理論と方法で特許を取得したマウスピースを開発しました。

オステオパシーにおけるアゴのとらえ方

私は歯科と全身との関係を研究していくなかで、さまざまな学問に触れてきました。

ここではオステオパシーと東洋医学で、アゴがどのようにとらえられているのかを説明したいと思います。

西洋式の手技療法には、オステオパシー、カイロプラクティック、カウンターストレイン、アプライド・キネシオロジーなどがありますが、なかでもオステオパシーは他の手技療法にとっても根本的な理論背景になっているもののひとつで、骨格バランスや脳脊髄液の流れの改善などで、身体の恒常性や自然治癒力の向上を目的としています。

その理論のなかで、私が最も興味を引かれたのが『頭蓋仙骨療法』でした。これは「頭蓋骨」と骨盤の中央にある「仙骨」を調整することで、脳脊髄液の循環を改善し、さまざまな不調や不快症状を改善させていく療法です。

上部頭蓋骨は13種類の骨がジグソーパズルのように組み合わされてドーム状に形成されています。その頭蓋骨のなかで、最も歪みやすい骨とされているのが側頭骨です。その側頭骨周辺と、骨盤の仙腸関節（仙骨と腸骨との関節）を調整することで、脳脊髄液の循環を回復させるのです。

脳脊髄液とは、脳内にだけある物質ではなく、脳内で生産され、脊柱を通って、第二

脳脊髄液の循環

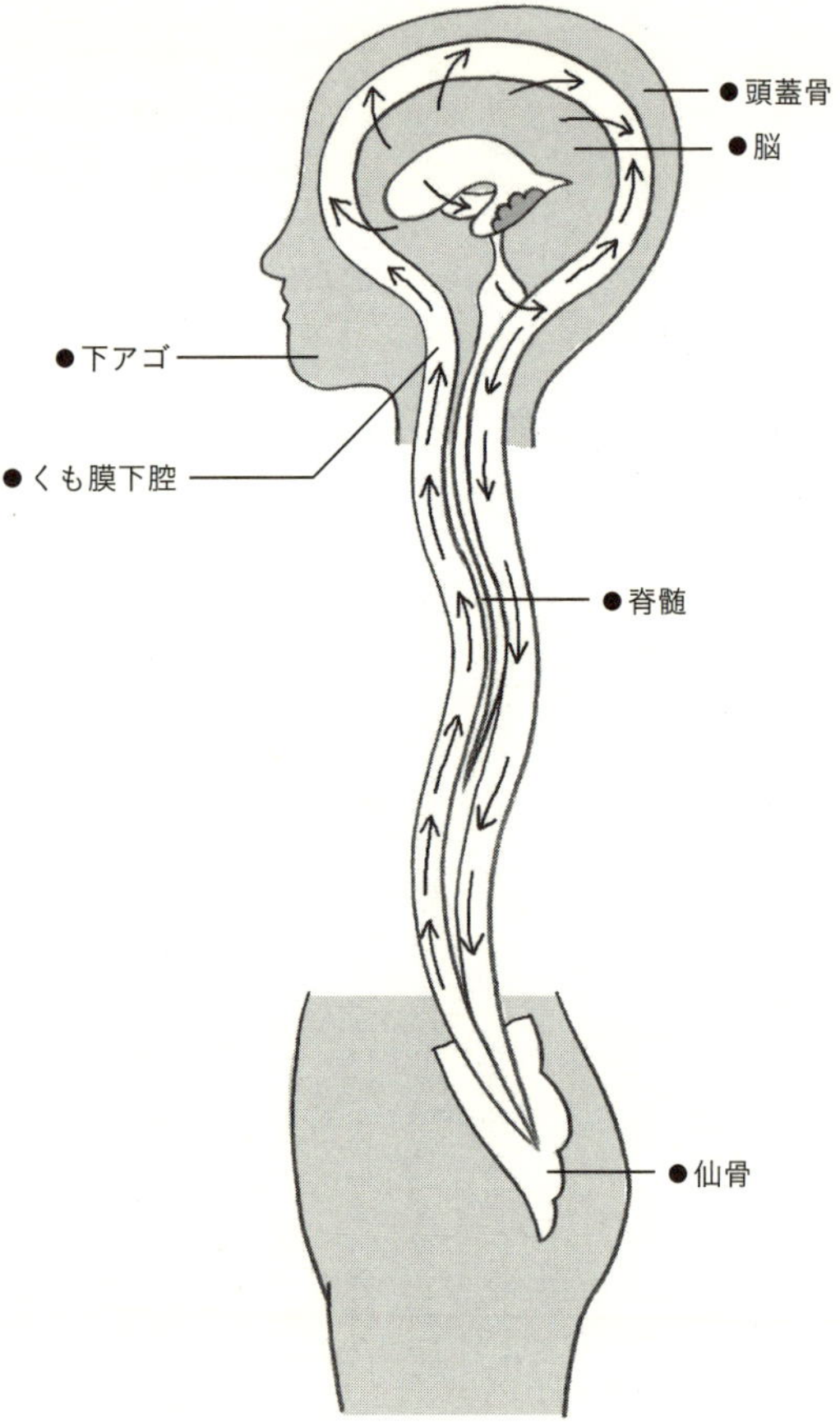

仙骨まで循環し、再び脳で吸収される循環液です。主な役割は脳と脊髄の衝撃吸収、代謝産物の排出をするというものです。

この側頭骨と仙腸関節は、実はアゴと関連性の深いものでもあります。側頭骨はアゴを吊り下げている側頭筋が広く覆っており、顎関節は側頭骨と下アゴの関節突起でできているのです。

歪みの負荷が、脊柱や、ヤジロベエの支点である骨盤、つまり仙骨の負担を増やし、それにより脳脊髄液の流れに悪影響を及ぼすことは充分に考えられます。頭の重心が脊柱の中心を通り、仙骨の中央にある重心と一致したとき、仙腸関節は体重を股関節から下肢に均等に分配する能力を発揮し、最も安定するとされています。ゆえに、頭蓋骨や上半身が歪んでいることは、すなわち仙骨の歪みにもつながるのです。

逆にアゴを正しい位置に戻すことで、頭蓋骨における過緊張を緩和する効果があり、筋肉や骨の歪みとストレスが取り除かれ、脊柱、仙骨、仙腸関節の改善効果を発揮させることになります。

歯科治療におけるアゴの修正は、オステオパシーの「頭蓋仙骨療法」の目的である脳脊髄液の循環改善にも役立ち、全身の健康を考えるうえで、重要な意味を持つことになるのです。

逆に足や骨盤のケガ、病気などが要因となり、歪みがアゴに及ぶことは当然、起こります。しかし、そのときでも頭や上半身の重心バランスの鍵となるアゴの位置を常に正しい位置に調節しながらケガや病気を治療していくことこそ、相乗効果を生み、素早い回復や改善につながることになるのではないでしょうか。あくまでもアゴを中心にバランスを整える。これが全身のバランスを整え、健康の基盤となり、近道となると考えています。

東洋医学におけるアゴのとらえ方

先に東洋医学について少し説明いたしますと、東洋医学とは東洋起源の伝統医学のことであり、その基礎となっているのは3000年近い歴史を有する中国医学です。日本では、日本人の体質や文化・風土に合わせてそれらを整理・統合し、古典医学書に基づく薬物療法の「漢方医学」、経絡《けいらく》の経穴《けいけつ》（ツボ）などを鍼や灸で刺激する「鍼灸療法」のふたつを指しています。

東洋医学では身体と心を分けることのできないひとつのものとして考えます。ヒトそのものを自然との調和のなかで統合的にとらえて、全体的なバランスを診ていきます。

基本的な概念として、「陰陽五行《いんようごぎょう》」と「気血水」、「経絡」の３つがあります。

「陰陽五行」とは、古代中国ではあらゆるものを陰と陽に分け、さらに自然界は木・火・土・金・水の五要素からなり、それらは「行」、つまり循環しているというものです。

「気血水」の「気血」とは、自然の生命力（気）と栄養（血）とが結びついた生命エネルギーのことです。「水」とは水分や体液のことで身体を潤しています。

「経絡」はこの気血水を全身の臓器（五臓六腑）や組織などにくまなく供給、循環させるための通り道のことです。

身体の左右には正経十二脈という経絡があり、身体の正中には任脈、督脈という奇脈が通っています。この経絡上には鍼灸治療において大切な約３６０の経穴を備えていて、気血が滞ると、これらの箇所に痛みやしこりが現れます。経絡では「不通即痛」という言葉を使いますが、これは「通ぜざれば、即ち痛む」と読み、滞っているところには痛みがあるという意味です。漢方にしても鍼灸にしても、経穴を通じさせることが気血の流れ、生命エネルギーの循環を改善させることになり、治療に役立つという考え方です。

正経十二脈は、さらに、陰と陽に分けられ、正中線前面の任脈は陰、背面の督脈は陽とされています。経絡図によると、任脈、督脈の経路は身体の正中前面と後面とを巡り、口のところから両方が身体の中に入っていき、肛門の前後でお互いがつながり、身体全体を周回していきます。任脈上にある下アゴの正中を示すオトガイ隆起と、下唇の間の承漿《しょうしょう》」という経穴と、督脈上にある眉間をまっすぐ下がった上唇小帯と、上唇の間のところの「兌端《だたん》、齦交《ぎんこう》」の経穴は口のところで正中線上で陰と陽が真正面に向き合い、そこから口の中へ、身体の中へと経絡が続いていくのです。

つまり、左右対称にある十二経路の陰陽のエネルギーバランスの正常化のためには、正中線上の任脈（陰）と督脈（陽）の循環経路の乱れが問題となり、アゴの「承漿」の経穴の位置がずれることは任脈と督脈の中央管理センターの乱れを意味することになるのです。

「これは、簡単に言うと、結局アゴがずれていると、身体の真ん中を通っていて、口のところで出合うはずの任脈と督脈の流れが、そこで真正面に向き合うことができずに歪んで折れてしまうということです。それは、気血の生命エネルギーがスムーズに循環できずに、流れが滞ってしまうということにつながります」

これらのことから、アゴを適正に修正治療することは、鍼灸治療における個々の経穴による気血エネルギーの流れの調整処理、または、それ以上の効果を発揮する陰陽バランスの要である中央経路の改善と同様であることが期待されます。この正中の任脈、督脈の流れを巡回させることを「小周天」と言い、小宇宙にもたとえられる私たちの身体の内側にある気をバランスよく周回させることで、自然治癒力や恒常性（生命の生理状態などが一定に調整されること）の維持に役立つと言われています。

さらに重力線上にある督脈上での頭頂正中部にある「百会」の経穴からは、「天の気」が入り、両足と仙骨からは「地の気」が入り、天と地の気のエネルギーが身体を中心に巡ることを「大周天」と言います。気とは生命エネルギーであり、私たちは食べ物以外からも生きるためのエネルギーを吸収していると言われています。「病は気から」と言うように弱気や病気とは、気が足りなく、滞っていることを指します。

それに対して、気が入り、気が巡っているバランスのよい状態とは、気力、強気、英気、元気、健康につながります。「天の気」「地の気」の「大周天」、身体の内気を巡らせる「小周天」を考えてみると、気を取り入れ、巡らせて活用するには、重力線の上下からの意味でもあり、私たちヒトは地面に対し垂直な、適正な姿勢で立つことが、スムーズな気の流れをつくることにとっても大切なことであると気づきます。そのためにもアゴを適切な位置に修正することが、東洋医学的にも効率よく気のエネルギーを活用することにつながるのではないでしょうか。

若年化する、うつむき、アゴずれ症候群。将来を担う、日本の子どもたちへの警告とは

うつむき姿勢は小学生にも広がっています。その要因のひとつが携帯ゲームや家庭用ゲーム機です。電車の中でゲームに興じている子どもたちのなんと多いことか。どうや

らゲームで遊ばせていると車内で静かにしているため、あえて電車の中ではゲームをさせるという親もいるそうです。確かに遊びまわられても危ないですが、彼らの姿勢を見ると完全なうつむき姿勢。彼らがこのまま成長していくことで、原因不明の不調を訴える人は今以上に増えるのではないかと心配してしまいます。

そんな状況が顕著に現れているのが、姿勢の悪い子ども、猫背の子どもの増加です。戦前の体育の授業は正しい姿勢なども教えたものですが、戦後、体育の授業はスポーツの時間になってしまいました。このことで日本人が姿勢の大切さを教わる場所や時間がなくなってしまったのです。さらに体育をスポーツとして考える世代が親になっているのですから、きちんと座る、きちんと立つことに注意が向かない、また教えることができないのも当然のことでしょう。このような猫背姿勢では、背骨が正しいS字カーブを描くことができません。

昔の生活のなかにうつむき姿勢がなかったわけではありません。ただ、昔の人は現代人よりも、よく歩き動いていました。歩くことで骨盤のバランスが整えられ、身体を動かすことで、アゴの位置も正しい位置に戻ることができていたのです。ですから、アゴと骨盤という身体の中のヤジロベエが、健全に働き、頭から土踏まずまで、重心線が大きく傾くことなく維持できたのでしょう。

さて、私はこれまで多くの患者さんのアゴを診てきましたが、小学生でも大きく口を開けられないなど、可動域の狭い子が多いのです。軟らかいものを食べ続けていることから、咀嚼筋が充分に発達していないことが主な要因です。

以前ならご飯は玄米だったり、雑穀であったり、魚の骨も小骨であれば嚙み砕いて食べていました。お菓子はお煎餅やかりんとうといった硬いものを何度も嚙むことで、咀嚼筋は発達してきました。

しかし、今の食べ物は軟らかいものばかり。「カレーは飲み物」などと、嚙まないことを面白がっている風潮もありますが、こうした軟らかい食べ物ばかりに囲まれているために、アゴを充分に使わなくても食べることができるようになってしまっています。

よく言われることとして、おっぱいを飲むことは本能でできますが、物を正しく咀嚼することは学習によって体得できるものです。左右を均等に動かしているか、アゴの動きに柔軟性はあるか、子どもの食べるときの姿勢や咀嚼に注目し、軟らかいものばかりの食卓ならば、子どものためにも食生活を見直してもらいたいものです。

10歳～16歳くらいまでの成長期の子どもたちは、骨や関節、筋肉などの柔軟性が高いものです。そのためこの時期に、ゲーム機、スマートフォン、パソコンなどで、うつむいたままで、運動もほとんどしない生活を、長時間続けていくことは、かなり早期のうちに、ストレートネックの危険性が増し、そのことで、首凝り、肩凝りの不調を起こしかねません。試験や受験勉強のため、頑張らなければならないときに、脳への血流不足などから、頭がボーッとする、めまい、集中力・思考力の低下、更には体調不良、うつ的症状が出る子どももいます。うつむき姿勢などで、アゴがずれることは、正常な鼻呼吸がしづらくなり、口呼吸へと移っていくことにもなりかねません。注意が必要です。下アゴの成長時期は上アゴに比べて遅く、下アゴの成長が長く続き、それだけに子どもたちは、うつむき姿勢とともに下アゴのずれ、歪みなどで将来大変なことにならないように、特に定期的なアゴのバランスチェックが必要となるのです。

第5章

審美歯科治療とアゴの深いつながり

アンチエイジングにアゴの位置が関係していた！

顔はアゴでできている？ 審美的効果、咀嚼筋と表情筋

アゴの位置を修正することは、女性にとって嬉しい効果もあるのです。アゴは顔の対称性や表情の美しさ、豊かさに直接関係しています。

ヒトの顔の皮をめくってみると、さまざまな筋肉が緻密に組み合わさってできています。咀嚼筋（側頭筋、咬筋、内・外側翼突筋など）は、4つの筋肉で、下アゴの運動、主に咀嚼運動にかかわる筋の総称です。そのひとつの側頭筋がアゴをおもりとして頭からぶら下げていて、他の咀嚼筋とともに食べる、話すなどの役割を果たしています。

表情筋（頬筋、口輪筋、大・小頬骨筋・口角下制筋、口角・上唇挙筋、上唇鼻翼挙筋、笑筋など）は皮膚とつながって、喜怒哀楽など、さまざまな表情をつくり出します。そのほとんどは、左右対称についています。

表情筋には、口角結節『モディオラス』という、重要な部位があります。モディオラスは、表情筋が放射状、車輪状に一点に集中している箇所で、口の両端、左右2か所に

あります。口角から５㎜ほど後方にある肉厚な部分です。顔の正中線に対して、このモディオラスの上下左右のバランスが整っていることが、顔をシンメトリーにし、美しく見せているポイントのひとつになっています。

レオナルド・ダ・ヴィンチは解剖や、生体の機能にも造詣が深く、モナリザの微笑にもモディオラスがきちんと描かれているそうです。

さて、このモディオラスという部位は、東洋医学で「地倉」という経穴に当てはまります。経穴とはツボのことで鍼を打ったり、お灸をすえたり刺激を与えるこ

表情筋とモディオラス

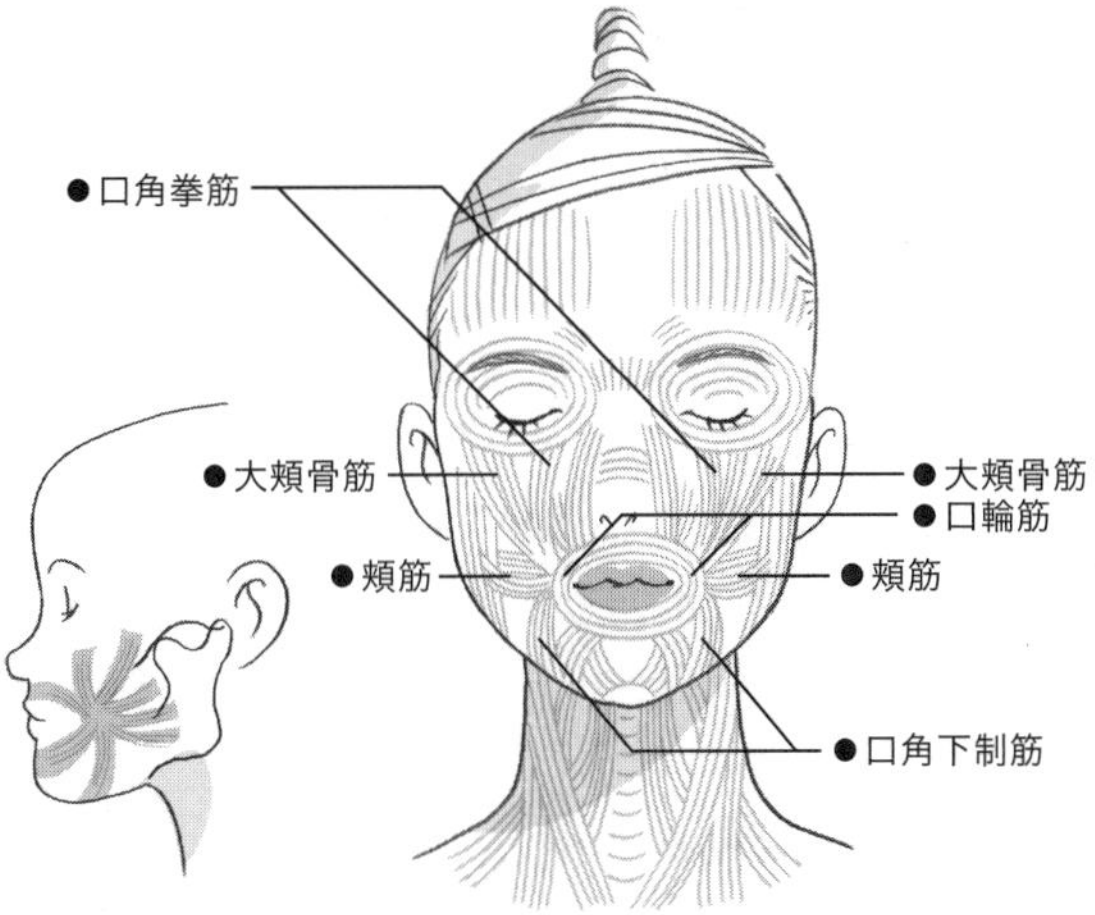

とで、離れた部位にまで影響を与える治療をするものです。このツボは口の周りのたるみ、シワ、肌荒れの改善とともに、「大倉」という胃とも関連していて、食欲抑制効果によりダイエットにも役立つと言われており、美容上大切なツボになっています。

アゴと表情筋の対称性

表情筋の対称性のためには、アゴが、三次元的に正しい位置にあるということがとても大切です。アゴがずれたり、歪んだりしていると、目や鼻、頬、口角周辺の表情筋のアンバランスにつながってしまうのです。

また片噛み癖や頬杖などの悪習慣は、筋肉の使い方の歪みの原因となり、同時に頬を支えている手などが物理的な圧迫を与え、目元、口元、頬、ほうれい線といった顔のバランスを印象づけるパーツが、非対称になりやすくなります。

アゴ周辺の筋肉がうまく使われていないと、その影響が直接顔に表れてしまいます。

いつも口角が下がった無表情な表情でいれば、生気のない表情が顔に張り付いてしまうことになるのです。最近は、電話の代わりにメールを使うことも多く、会話が少なくなるなど、アゴを使う時間が圧倒的に短くなっています。さらに、硬い物を食べる機会も減り、軟らかい食べ物ばかりを食べることが多いので、噛む回数も減り、アゴを大きく動かすことが少なくなり、モディオラスを中心とした表情筋が鍛えられず、アンバランスが加速していくことになってしまいます。

さらにパソコンやスマートフォンによるうつむき姿勢が長時間になると、頭とともに、アゴ、首が前に傾いたまま固まってしまいます。その結果、重力の影響で下向きに首やアゴの下の皮膚が伸び、むくみ、たるみ、二重アゴの原因になってしまうだけでなく、頬に脂肪がたまりやすくなるのです。顔のなかでも、頬、アゴ、首には脂肪がつきやすく、表情筋も動かしていないと、さらに重力に負けてしまいます。最近の生活パターンでは、表情筋の30％程度しか使われていないと言われており、無表情や、加齢からくる張りやバランスの崩れによるたるみの原因となっています。そして、リンパの流れも滞り、肌のくすみやシワにつながります。顔の下のたるみは、年齢を感じさせてしまう大きな要因のひとつです。気になっている方も多いと思います。

アゴからの審美的改善のヒント

顔を左右対称にするためには、片噛み、頬杖などの、悪習慣をやめること、そしてアゴを正しい位置に戻して筋肉が正しく動く環境を整えておくことが重要です。そのためにはまず、あごの体操をしたり、当院で特許を取得しているマウスピースを併用したりして、モディオラスを効果的に整えることが大切なのです。マウスピースを装着しつつアゴの体操をしたり、マッサージを行うと、サンドイッチ効果と言って、筋肉の適切な方向に刺激を与えることができ、リンパや血液の流れの向上が期待できます。そのため手やフェイスローラー単独でマッサージするよりも高い効果が期待できるのです。第7章に登場するアゴと口腔周囲の三次元的な運動である『アゴーラル体操』などで、アゴの動きをよくして、左右にバランスの取れた正しい咀嚼サイクルを取り戻すようにします。

さて、いくら顔の表面からマッサージを繰り返しても、リンパや血液の流れは多少よくなりますが、表情筋の上にある脂肪が動くだけで、筋肉そのものが鍛えられたり、整ったりすることは少ないと言われます。引き締まった、バランスのよい顔にするには、アゴが正しい位置に修正された状態でよく動かすことが重要です。アゴを意識して、咀嚼筋を機能的に動かすことで、表情筋のバランスも整い、筋肉も引き締まり、健康的で美しい小顔などへとつながっていくのです。なお、咀嚼筋、表情筋の両方の筋肉ポンプ作用が発揮され、脂肪が燃焼され、新陳代謝もアップします。これにより血液やリンパの流れも改善され、老廃物などのデトックス効果も期待できます。顔に艶が出てきますし、くすみなどにも効果を発揮することでしょう。これは化粧品では得られない効果と言えます。

当院の50代女性の患者さんのこんな症例がありました。

半年前から左肩が急に上がりにくくなり、首や腰にも痛みがあり、左の首筋が強く凝り、右方向に動かしづらくなってしまったそうです。整形外科で治療を続けていたものの原因はよくわからないとのことでした。

ダンスの指導などを行っているので、姿勢に気をつけてストレッチやトレーニングを行っても、整体に通ってみても効果が長続きしませんでした。

また、顔の左右のバランスがよくなく、顔半分の、痺れ、突っ張りを感じ、本を買ってマッサージを試しても、それほど効果はありませんでした。右の唇と、頬の内側をしばしば噛んでしまうので、口腔外科で診てもらい、指導を受けてガムを左右両方でバランスよく嚙むトレーニングをすすめられましたが、右側で嚙むと首筋、背中まで突っ張り、痛みが出て辛いので、結局、左側でばかり噛んでしまい、うまく続けられませんでした。精神的にもつらい状況になり、心療内科で投薬を受けるほどになってしまいました。

困り果てていたときに、たまたま、私が出演したラジオから「アゴの健康と美しさとの意外な関係」についての話を聴き、来院されたそうです。アゴの体操の指導を受けたとき、改めて口の中を触ってみると、モディオラスに相当する右側の口の横がすごくこわばって硬くなっていることに気づいたそうです。

アゴ治療、体操を続けているうちに、顔の凝り、痺れが軽くなり、頬も軟らかくなりました。顔が左右対称になってきて、右側でも噛めるようになりました。上がらなかった腕も上がるようになり、腰痛が軽くなり、楽によい姿勢が取れるようになりました。ダンスの練習も再開できました。

本当に嘘のようによくなりました。久々に会った友人に「どうしたの？　顔がすっきりしているね。なにかやってるの。美容ローラーとか使っているの？　若くみえるよ」
と言われ喜んでいますと教えて下さいました。

第6章

スポーツと下アゴの深いつながり

パフォーマンスアップと下アゴの関係
眠っている才能の覚醒のために！

スポーツにおける、パフォーマンスアップ、ケガ防止のためにも下アゴは重要な役割を担っています。

運動とは神経系からの信号を入力された筋肉が収縮し、関節の角度を変え、骨を引っ張ることによって生み出されるものです。身体の骨格バランスが重心からずれると、筋肉はそれを支えるためにいつも以上に収縮しなければなりません。さもなければ明らかに身体は倒れてしまいます。

姿勢が悪いままでいると筋肉に過剰な負担がかかり続けます。不適切な緊張が筋・筋膜連鎖を通じて次々と他の離れた場所の筋肉に波及していきます。不快感や神経系の混乱、損傷などが全身に及び最後には、骨、関節、靭帯、腱にまで痛み、しびれ、炎症や変形などの重大な障害を引き起こすのです。

直立二足歩行における生体力学的バランスを考えた場合、身体を支える中心となるのはやはり骨格バランスです。骨格バランスがよりよい状態のときには、筋肉のバランスも最善の緊張状態にあり、最低限の筋力で支えるだけでいいため、必要最小限のエネルギーしか必要としません。筋運動の際に主となる主動筋、及び反対の作用をする拮抗筋の相互の連絡係がバランスよく協調している状態になります。

この状態のときには下アゴの三次元的位置も適正で、頭―脊柱―骨盤の体軸が重心線に整列しています。これによって脊柱のＳ字カーブも適正化され、両肩の左右バランスの均衡とともに体重は骨盤を経て両足に均等に配分されるのです。直立姿勢が正しくなると、神経、筋、骨格などの連動性もよくなり、軸が整えられるので、左右のバランスや回転軸が安定します。

体幹軸を使って運動ができるようになるので、回転力、捻転力がアップし、より速く、無駄なく、疲れにくい動作が可能となります。ゴルフや野球などのスイングスピードも上がり、ダンスやバレエなどもよりスムーズに優雅さを増すパフォーマンスができるようになるのです。自分の思い描く理想のイメージに近づけるための練習も効率的になります。関節の可動性と安定性も増し、ケガの予防や疲労回復にも効果を発揮します。つまり、身体のストレッチ、ウォーミングアップをするときには、同時にアゴを動かして、下アゴが整った状態にあるようにしましょう。

骨格と筋肉の関係

重要なことは身体を支えるのは骨、骨格であり、筋肉はあくまでも補助、サポート役であるということです。骨格の歪みを放置し、筋肉で身体を支え、筋肉で骨格修正しようと筋肉トレーニングなどをしすぎると、筋肉はつくけれどバランスの悪い状態をつくってしまい、ケガをしやすい身体の原因となってしまうのです。

関節は筋肉によって動くため、骨格の歪みを治すには筋肉を鍛えなくてはいけない、と言われることもあります。しかし骨格がずれて、左右の筋力に差のできている状態で弱いほうだけを強くしても、歪みの原因はなかなか除けません。そもそも歪み対策に筋力がそれほど有効ならば、身体を鍛えているスポーツ選手は腰痛、肩凝り、首凝りなどがないはずですが……。

筋力を過度に鍛えるよりも優先すべきは、下アゴを中心とした身体の骨格バランスをいかに整えるかなのです。そうすれば、筋肉バランスも相対的に改善していくものです。

空中姿勢とアゴ

地面に足が接触する競技では、体重を支える骨盤や膝関節、足裏などで地面からの抗力の情報を得て重心バランスの調整ができます。

一方、スキージャンプ競技では、足は地面に接触している状態と、接触しないで空中にある状態とがあります。スタートからアプローチ、テイクオフまでの、地面に接触している時点では、タイミングを合わせた高出力の踏み切りのために、上体角度と重心位置の固定、体幹軸の歪みのない左右バランスと瞬発力が大切なのです。

そして、空中においては、通常、スキー板のバランスと、両腕から手の先までを微調整しつつ空気抵抗を考え、自然の風の状態も考慮し、体幹軸を守って飛行し着地します。

空中では、足裏での調整がきかないため、下アゴのバランスで、空中姿勢を適正化することが特に重要となります。しかし、アゴのずれなどで身体の軸が歪んでいる選手は、うまくバランスを調整ができなかった場合には、どうしても自分の身体の歪んだ方向に向かって失敗ジャンプをしてしまうことになります。逆に身体のバランス、体幹軸が良い選手は、余計な微調整に神経を使わずに、自分の最高のパフォーマンス発揮のために、思い切り競技に集中できるのです。

同様に、体操競技における回転、ひねり運動などでも、目や耳の平衡感覚器官とともに、下アゴの平衡バランス維持能力が目いっぱいサポートしています。下アゴに問題が生じるとやはり競技能力低下へとつながりやすいのです。

陸上競技についても下アゴの重要性は計り知れないほどです。「走る」ことと、「歩く」ことの大きな違いとは、同時に左右の足が、空中に浮いている瞬間があるかないかなのです。また「走る」という動作は、基本的に身体の重心の水平移動です。しかし、上半身の不安定な動きが大きいと、地面をけることで得られる前方への推進力は、上下左右へ分散します。特に100分の1秒を争う短距離走においては、タイムに大きな差を生んでしまいます。効率よく前方に進むためには、この分散の乱れを最小限にとどめる必要があります。そのためには、下アゴを中心とした、生体力学的バランスの適正化、正しい姿勢による重心の安定化が大切になります。スタートダッシュでのピストン動作、トップスピードでのスイング動作においても、下アゴは、ワンダースリーバランスなどで上半身のブレを最小限に抑えているのです。

肘のケガとアゴの関係

さらに著者が心配しているのは、最近の大リーグに挑戦している日本人ピッチャーの肘、靭帯の断裂、損傷です。ボールや球場などの環境の違いもあり、多くの投手が、この肘靭帯修復手術（トミー・ジョン手術）を受けています。

科学的トレーニングと最新の栄養学、食事療法のおかげで現代の投手は筋肉隆々の身体を手に入れています。ところが骨格バランスに歪みがある場合、過度な筋トレをすることは、かえって関節部に無理な負担をかけ続けることになります。

ピッチャーは、特に腕のしなりを使って数多くの球種を投げるので、さらに肘に負担がかかると言われています。その負担に抵抗して強力なゴムのように骨と骨をつなぎ止める靭帯ですが、筋肉とは違い鍛えようがないものなのです！　実は肘が故障したとしても、肘だけの問題ではなく、全身の別の場所の歪みが影響している場合が多いのです。

特に下アゴのずれなどで上半身の歪みから、肩（肩甲上腕関節）の歪み、痛みなどが併発している場合には、その不調、故障部分を避けるためにフォームが乱れ、さらに肘に負担がかかるという悪循環に陥ってしまうことになりかねません。特に限界まで自分の肉体を酷使するスポーツ選手にとって下アゴのずれを放置することは、選手生命を短くしてしまう危険まであると考えています。

噛み締めパワーの誤解

スポーツ選手が着用しているマウスピースの多くは、外部からの衝撃から歯を守るためや、噛み締めることでより強い力を出すため、というような目的で使われているようです。しかし、そのマウスピースによって下アゴの位置が適正な位置よりずれた場所に固定された状態で、さらに噛み締めてしまうと、無理な緊張が全身に加わり、かえってパフォーマンス低下やケガをしやすくなるということにつながりかねません。噛み締めることによって力が強くなるというのは誤解で、相関関係はありません。なぜか、今だにスポーツ選手は、パフォーマンス時にくいしばりを生じ、ものすごい圧力がかかって、歯がぼろぼろになるなどの話が、なんの疑問もなく受け止められている風潮があります。

しかしながら、噛み締めることが大事なのではなくて、下アゴが正しい位置にセットされていることが、生体力学的バランスが取れ、最高のパフォーマンスを発揮する土台ができるための重要な要因なのです。ある歯科大の検証データよると、ゴルフ、テニス、ハンマー投げなどの選手のパフォーマンス時に、咀嚼筋（咬筋、側頭筋）はほとんど収縮しておらず、強い噛み締めは生じていなかったことがわかりました。歯は、噛み締めどころか、接触すらしていないという結果も出ているのです。

当院で治療を受けたスポーツ選手のコメント

●サッカー

身体のバランスが崩れているような感じがして、プレーの安定が感じられなくなっていた。自分の本来の力が充分に発揮できていない感じがしていた。

マウスピース（ＭＯＳＰ）を装着した瞬間、確実に身体のバランス、特に左右のバランスが安定して、身体がいろいろな動きに反応するようになった。筋肉の反応もよくなっている。

●スノーボード

最初の体験が一番衝撃的でした。

両肩をケガをしていて、腰も悪かったのですが、体験でアゴの位置を正しくしてもらったときに、ちゃんと力が入るのを感じました。首、腰の凝りがラクになり、両足にかかるバランスがよくなりました。

スノーボードはバランスが重要な競技です。自分の身体のバランスが悪いのに、バランスが重要なスポーツをやっているのは、やっぱり身体に無理がかかっていたことがわかりました。

●スキージャンプ

ようやく念願のマウスピースが手に入りました！

これをつけると一瞬で別人のように調子よくなります！

物凄い変わり具合に手品をされてる気分になってしまいます。

●スピードスケート

僕はスポーツを通していろいろな医療関係者の方から話を聞いたなかでスポーツをするしないにかかわらず、歯や噛み合わせなどの重要性は認識していました。海外遠征中に歯が痛んでは困るので入院して親知らずを4本抜いたこともあります。

私自身はオリンピック前のメディカルチェックでも噛み合わせなどの不正を指摘されましたが、だからどうしたらいいのかは一切言われませんでした。温めて軟らかくして歯の型に合わせるようなマウスピースを使用したこともありましたが、効果はありませんでした。このクリニックで行っているような高度な専門的理論と技術に今まで出合ったことはなかったので、もし現役中だったら間違いなく実践していたと思います。アゴを仮に正しい位置に修正してもらったところ瞬間的に筋力とバランスが変化、向上することを体験したときに、びっくりして思わず笑ってしまいました！　効果があれだけ歴然としてすぐわかるので100分の1秒、1m、10cmを競う多くのスポーツ選手には絶対必要だなと思います。

第7章

自宅でできるアゴずれ対策

アゴの三次元的なバランスと対称的な動きが大事

さまざまな不調を引き起こす原因となるアゴのずれは、悪習慣や悪い姿勢の改善を心がけたり、アゴの生理的・機能的な体操をすることで、自分でもかなり修正することができます。この章では私が考案して、命名したアゴずれ修正体操『アゴーラル体操』（アゴーラルとは、アゴとオーラル・口腔を使うという意味の造語です）について説明していきます。

ヒトの身体は左右すべて均等、対称ということはありえません。持って生まれた顔の形や体型、骨格、動きのクセなど、どこかに偏りは必ずあるのが当たり前です。これらすべてが、一人ひとりの個性や特性、キャラクターをつくり上げている要素なのです。

ただし、極端にアゴの位置がずれている、アゴが左右同じように動かない、まっすぐ開かない、戻ってこないなどのアンバランスさの程度が問題となってきます。その偏りが、各部への偏った負荷となり、たとえそれが小さなずれ、歪みだとしても、繰り返されることで、蓄積されていき、さらに悪影響を全身へと波及させてしまいます。

特に頭部、顔やアゴは、身体の体幹軸の最上位にあり、そのバランスはとても重要です。うつむき姿勢を続けることでも、アゴは前方へずれてバランスを乱します。また、顔においては、左右の口角やモディオラスがアンバランスである、頬の膨らみが左右違っている、シワが非対称である、などの状態が気になります。それらは、噛み癖などの無意識のアゴの動きや頬杖などからくる物理的な圧迫などから引き起こされることが多いのです。

片側噛みが習慣になっていると、噛みやすい側にアゴがずれやすく、そちら側の筋肉がより発達します。そして、発達したほうの顔の幅が広がる、さらに口角同士を結んだ線が傾斜するというようなことの原因になります。また咀嚼筋のアンバランスだけにとどまらず、顔全体を覆っている表情筋にも影響が及び、目、鼻、頬周辺にまで見た目の左右差が生じやすくなってしまいます。

こうした差をなくすためには、アゴの位置のずれと動きの左右差を少なくしていくことが重要です。軽症のアゴずれの場合には、ここで取り上げるアゴずれ運動『アゴーラル体操』を続けて、本来の下アゴの動きと、機能を取り戻すことに努めてください。それと同時に片側噛み、噛み締め、頬杖、片方だけで鞄を持つといった左右に偏りを起こしやすい習慣を意識して、やめるように努力することで、アゴずれを防止、改善していくことが可能です。

歪んだ原因となる悪習慣を解消し、アゴずれ修正のための体操を日々無理をせず続けていく事でだんだんと頭痛、首痛、肩凝り、アゴの違和感といった不調や不快症状を改善していきましょう。

アゴーラル体操

鏡に基準線を引いておきます。顔全体が映る鏡の中心に上から下まで縦線を引き、口元が映るくらいの位置の右から左に横線を引き、アゴの位置の基準になる線を横線の両端から下に向かって斜めに描いておきます。

縦線は目と目の間、横線は唇を合わせた位置、斜めの線は顔のエラ部分の基準になります。

　各体操をする前には、Ｓ字カーブを意識し、頭を真上にして姿勢を正し、アゴは必ずリラックス状態にし、安静空隙が保たれた状態にしてから始めましょう。

　口がまっすぐに開くように、そして、左右均等に動くようにするのが目的です。まずは、そのまま動かしてみて、歪みがあるか、どちらが動かしづらいのかを確認します。

　うつむき姿勢では、アゴが前にずれやすいので、前後にも注意しましょう。

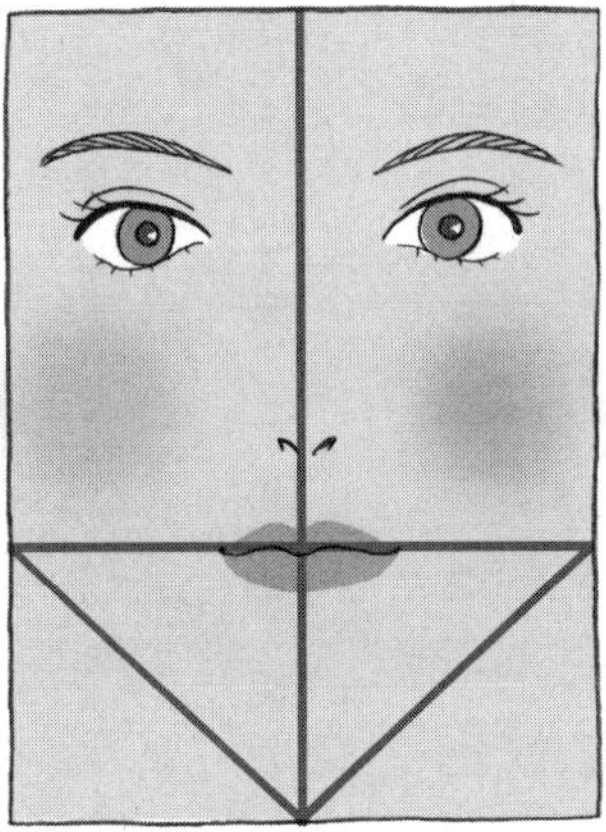

　次に、両手を両頬に当てます。両親指をアゴの下側の縁に添えるようにします。口を縦に開けたときに左右にずれていかないようにサポートします。そして、横の動きでは今よりもう少し、左右対称に近づくように、さらに動きが広がるように誘導しながら動かしていきます。ただし、強い痛みが出るようでしたら、すぐに中止し、休んだのち、

弱い痛みの出る直前まで、少しずつソフトに動かしていくように気をつけます。常にリラックスしていることを意識するのも大事なポイントです。

体操中は、歯を接触させずにずっと安静空隙を保ち続けてください。

T字バック運動

【目的】

アゴの水平、垂直の動きを整える運動です。左右の動きの限界を広げ、縦にまっすぐに開閉できるようにします。最終的には、手でサポートすることなくアゴが正しく、左右均等に動くようにします。T字で縦横の動き、そしてアゴを後ろ（バック）に向かって引く（押し込む）ような動きも大切です。


【準備】

用意した鏡の前で、姿勢を正し、頭は背骨の真上にのせ、視線は床と水平にし、アゴの力を抜き、リラックス状態にし、安静空隙が保たれているように気をつけます（立っていても、座っていてもOK）。

【やり方・次頁参照】

①鏡を見ながら、無理をしない程度で、口を開けたり閉じたりする運動を繰り返します。鏡の中の縦の線に沿って、アゴの中心がなるべくまっすぐに動くようにします。10回

②続いて下のアゴを横の線に合わせて左右水平方向に動かします。このときに動かす範囲が左右対称（同じ幅、同じ角度）になるようにします。10回

③最後にアゴを頭の後ろ方向に引くように動かします（奥に向かって押し込む感じ）。10回

アゴを引くときは、手の当て方を変えます。指先は後頭部の方向に向けて、両肘を前方に張ります。手のひらでアゴを押すようにします。

【ポイント】

正しい運動軌跡をなぞって動かせるように意識を集中しておくことが大切ですが、最初から線に沿うように動かすのは難しいと思います。最初は両手でアゴをサポートし、決して無理をせず、鏡を見ながらゆっくりと上下まっすぐ、左右対称の動きにアゴを誘導してください。

T字バック運動

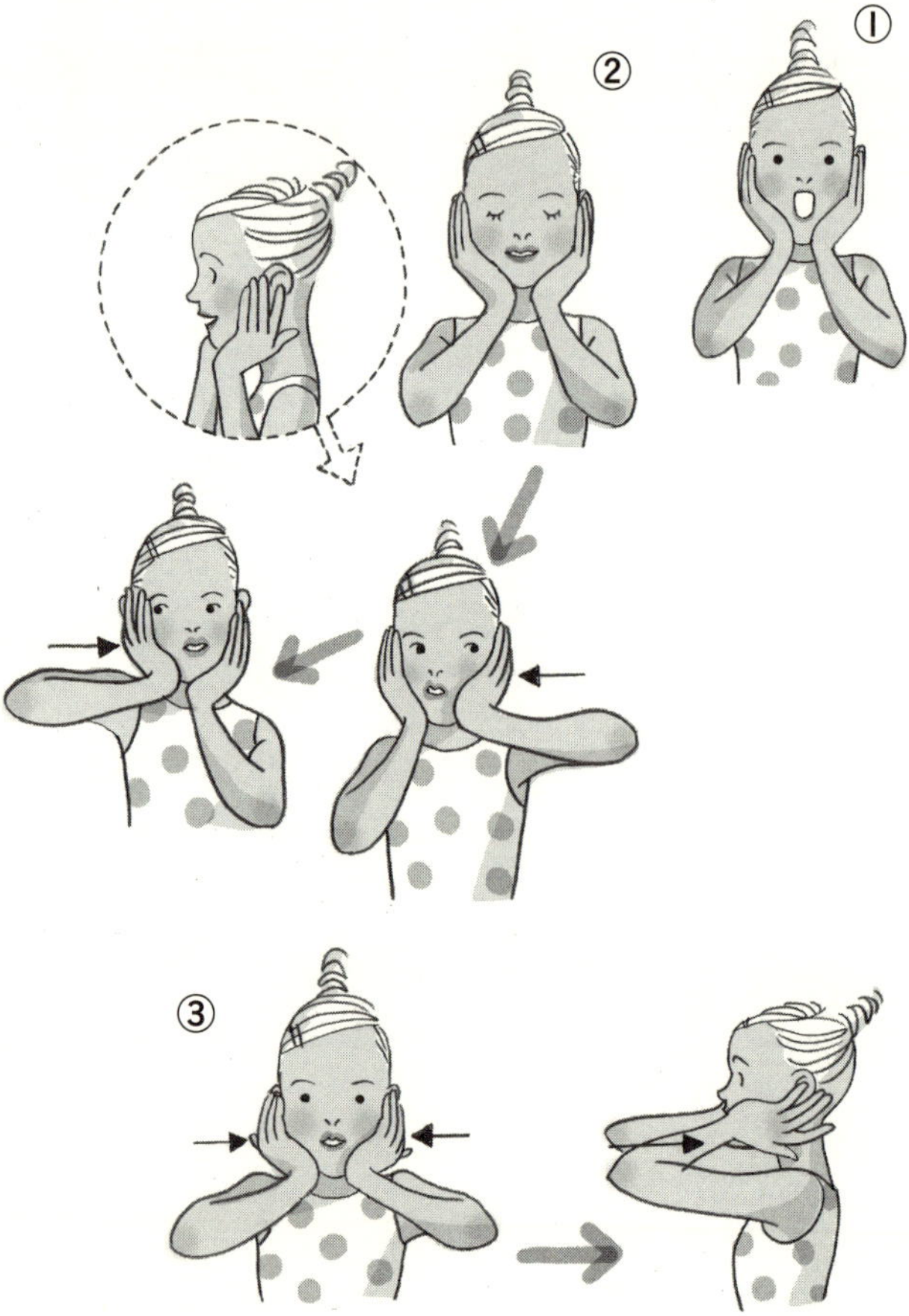

エアガム・アーモンド運動（8の字楕円運動）

正しいアゴの咀嚼運動はアーモンド運動と呼ばれています。その名前の由来は、標準的な咀嚼運動の軌跡が前から見ると15〜30度ほど外に傾いた、左右対称のアーモンド形の楕円を描いていることからきています。（次頁参照）正しいアーモンド運動で咀嚼をしているときは、アゴの関節にも負荷がかかりません。ところが片噛みや食いしばり、頬杖などにより、正しいアーモンド運動の形にならず、リズムも狂ってくると、アゴ関節に偏った負荷がかかって、歪みが生じてきます。

アゴは既に説明したように、左右の関節をひとつの骨が連結して、機能する唯一の関節です。したがって、片方の関節にずれが出ると、反対側にも影響が出ますが、しっかりと正しいアーモンド運動ができるようになると、両方とも同じように改善していきます。

【目的】

実際には食べていませんが、ガムを噛むような動きをしながら、正しい咀嚼サイクルを体得するための練習法です。続けることで咀嚼サイクルとリズムをマスターすると同時に、上半身が整っていく効果があります。

現在のアゴの運動の状態を把握して、最終的に手のサポートなしで、自然に左右対称なアーモンド形を描けるようになるのが目的です。

【準備】

用意した鏡の前で、姿勢を正し、アゴの力を抜き、リラックス状態にし、安静空隙が保たれているように気をつけます(立っていても、座っていてもOK)。

【やり方】

●安静空隙を保ったまま、空気のガムを噛むようにアゴを動かします。

●まずは、鏡を見て、アゴの先の動きが、アーモンド形の楕円を描いているか、

エアガム・アーモンド運動

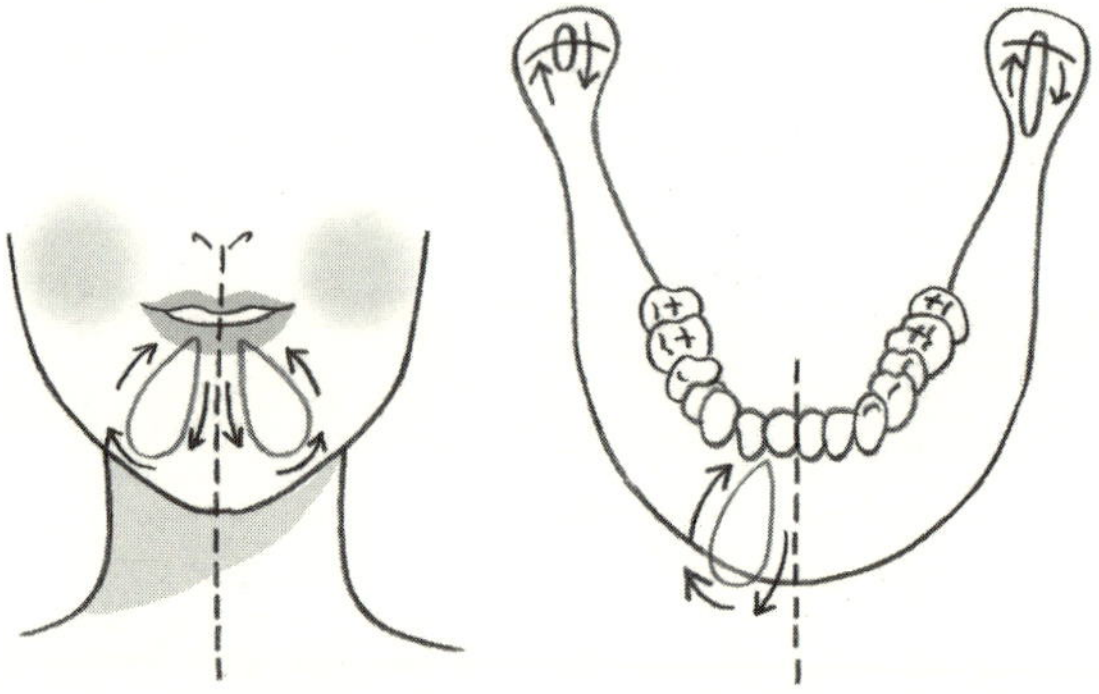

左右対称になっているかどうかを確認します。

●それから、両手を両頬に当てて、アーモンドからの楕円を意識して、右に10回ガムを噛むように動かします。さらに反対側も同じように10回動かします。そのとき、動かしづらかった側をさらに10回動かします。

●次に、左右交互にアーモンド形を意識した8の字を描くように動かします。左右対称になるように両手を使って誘導します。10回

【ポイント】

歯と歯が直接当たらない状態で繰り返すことが重要です。歯を当ててしまうと、無意識に強く噛み締めたり、もともとのアゴがずれる方向に動かしたりするクセが出てしまい、偏った噛み方になり、運動の効果が下がってしまうからです。

この運動を行う場合は、背筋を伸ばしておきましょう。それにより肩甲骨や腕、首、舌骨などの正しい修正運動が同時に行え、ワンダースリーバランスの改善効果が加わります。この運動を繰り返すことで、神経、筋、骨格系の運動連鎖の修正も促進されるのです。

※注　30回ガムを噛むのが健康のためにいいということが、常識として言われることもあります。ところが、無意識にただガムを噛むだけでは、結局片噛み癖を強調することになったり、歯並びに影響されて、かえって歪んだ咀嚼運動パターンで噛むことを続けてしまう恐れがあります。ゆえに、まずはエアガムで意識的に正しい運動パターンを身につけましょう。

ワンダースリー運動

【目的】

アゴ、舌骨、肩甲骨を柔軟にするための運動です。仕事中など、長く同じ姿勢を続けていたとき、リセットする際に効果的です。

【準備】

姿勢を正し、頭は背骨の真上にのせ、視線は床と水平にし、アゴの力を抜き、リラックス状態にし、安静空隙が保たれているように気をつけます。（立っていても、座っていてもOK）

手を上に上げるときは、頭を背骨の真上にする意識で、耳を挟むように気を付けます。

うつむき姿勢のままでは、手は真上に上がらず、動きも制限されますので、現在の姿勢の傾向が確認できます。

【やり方1・次頁参照】

①息を吸い、両手を真上に伸ばして、息を吐きながら、そのまま肩甲骨を引き寄せるようにして肘を曲げながら両腕を下げていきます。肘は胸から脇につくくらいまで下ろします。そのとき頭を後ろにそらして、アゴ、舌骨の筋肉もストレッチします。口は安静空隙を維持しておきましょう。椅子に座ったままでもOKです。10回

②肘を曲げた状態で上半身をひねるのも効果的です。ひねるときは、少しずつ息を吐き、ひねり切ったところで息を吐き切るようにします。左右10回

③手を肩から水平に前に伸ばし、肘を曲げ、肩甲骨を寄せながら後ろに引く。10回

【やり方2　壁を利用するパターン】

●壁にカカト、お尻、肩甲骨、後頭部をつけて立ちます。そのとき、すべてのポイントが壁につくように意識します。同じように手を上に伸ばして、息を吐きながらそのまま肩甲骨を引き寄せるようにして、胸から脇につくくらいまで肘を曲げながら腕を下

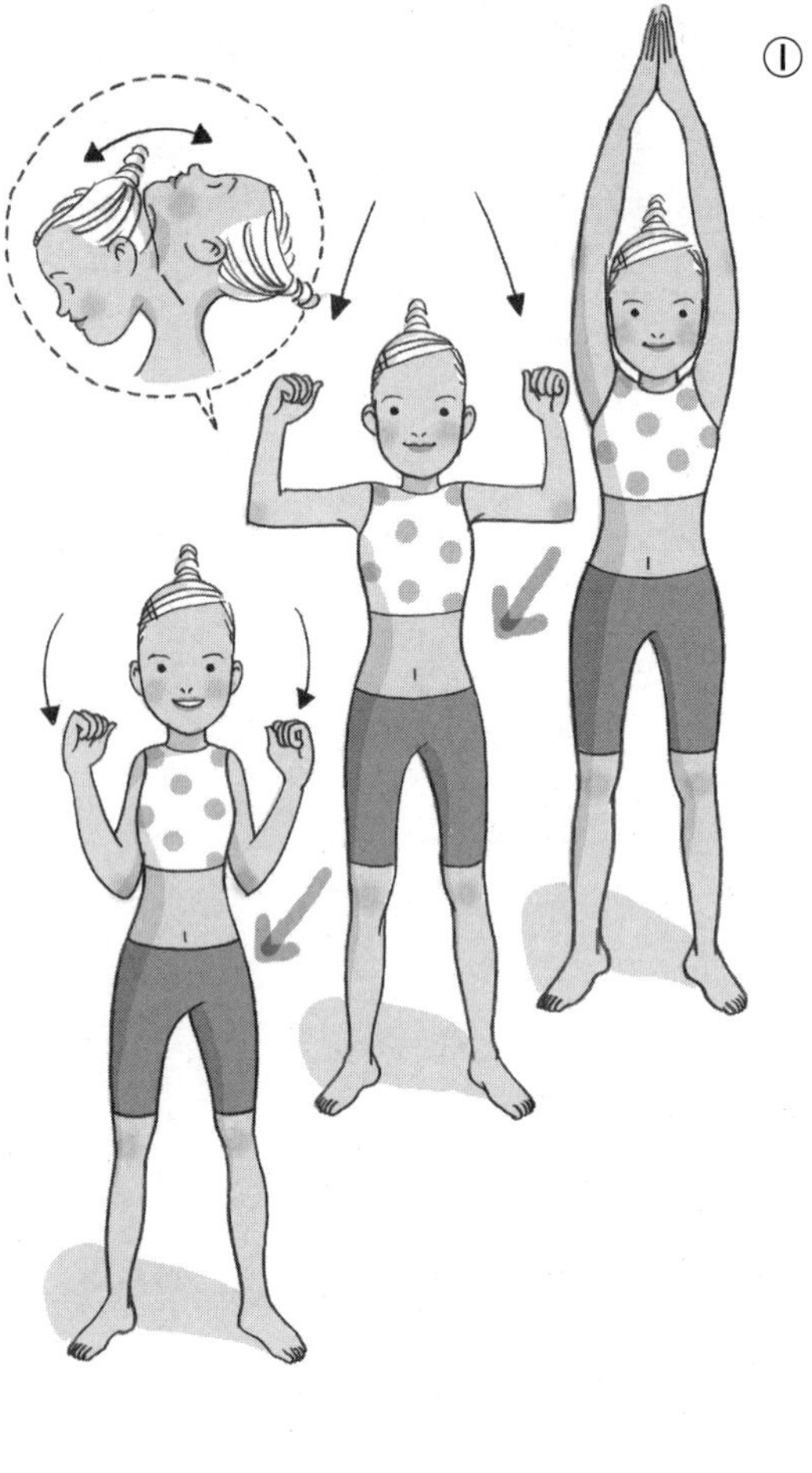
①

ワンダースリー運動

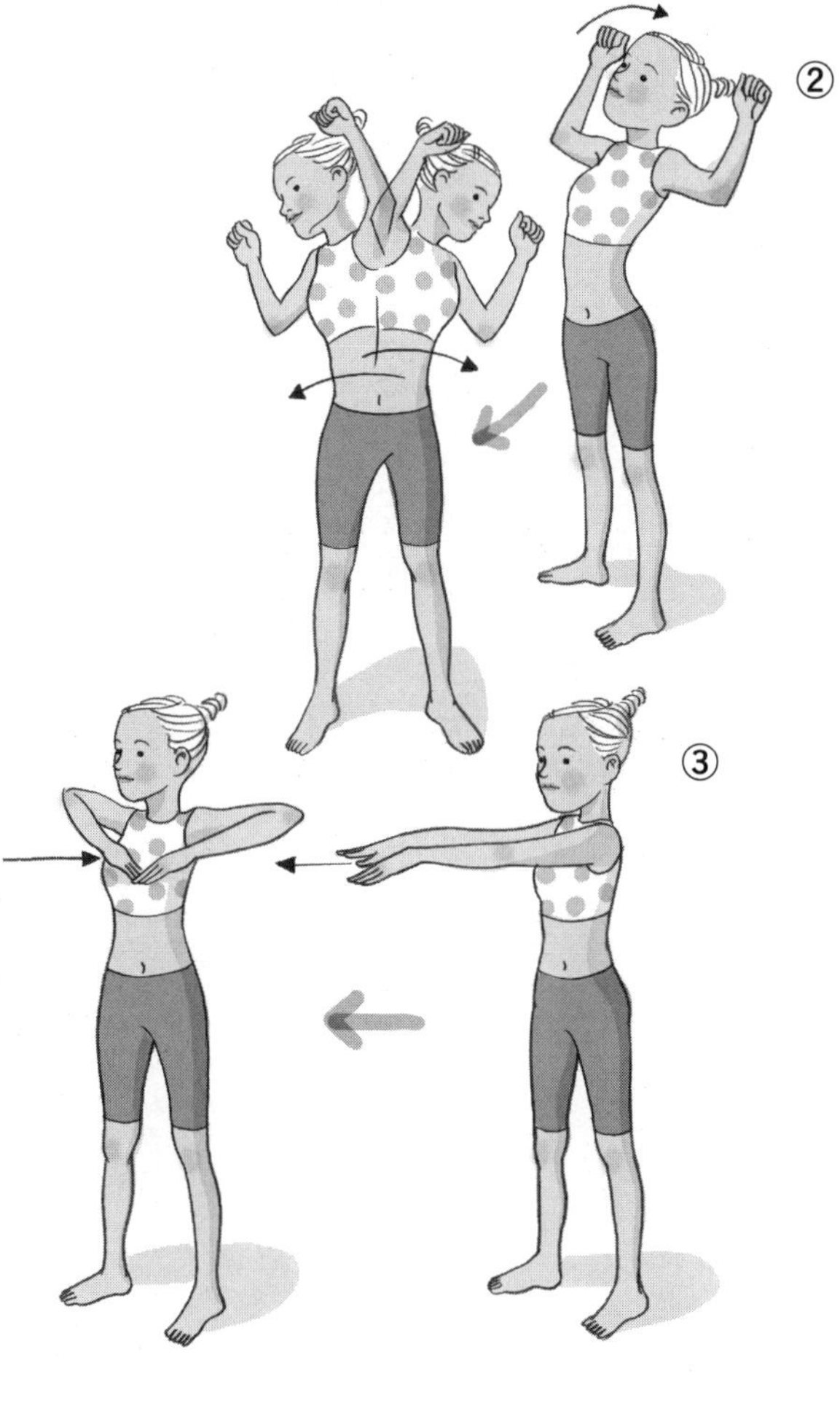

げていきます。10回

【壁の角を利用するパターン】

●壁の角に背中をつけます。身体は壁の角に沿うようにまっすぐにしておきます。同じように手を上に伸ばして、息を吐きながらそのまま肩甲骨を引き寄せるようにして、肘を胸から脇につくくらいまで、さらに曲げながら腕を下げていきます。10回

【ポイント】

壁を使うのは、まっすぐの姿勢を身体に覚えさせるためです。身体は長時間のうつむきなどの不良姿勢に慣れてしまい、その姿勢が正しいと認識すると、まっすぐのよい姿勢をつらいと思うようになってしまうのです。傾いてしまったヤジロベエに気付かずにいると、アゴの位置のずれを促進してしまいます。

ずれを固定させない生活習慣。日常生活や仕事中、そして寝る前に身体をリセットする！

私たちは、毎日の生活、そして、仕事の種類にかかわらず、正しい姿勢のままずっと過ごすことはできません。パソコン、スマートフォン、モバイル端末、ゲーム、本を読むなどどうしてもうつむき姿勢が多くなります。さらに、パソコンを使用しているときのマウスやマウスパッドの操作、ペンを手にした事務作業、クルマの運転などは、左右対称の動きとは言えません。毎日のほとんどの時間をうつむきで、左右どちらかに偏った姿勢で過ごしてしまっています。集中して作業をしているときの、うつむきっぱなしの同じ姿勢を長く続けることもよくありません。

日常生活においても、趣味の楽器の演奏、道具を使ってのスポーツ、身体を斜めにしてテレビを見続ける、足組み、頬杖といった動作が左右対称にならない動作も同様です。

これらの偏った姿勢、動作を続けてしまうことで、全身の歪み、アゴのずれを引き起こしてしまいます。

定期的に時間をつくり、アゴと身体をリセットする習慣を身につけるように心がけてください。

うつむきなどで、同じ姿勢を長く続けると、アゴにも骨格にも無理がかかり歪みます。すると、筋肉が伸ばされ続けて、固まっていきます。そして、その部分の血流が悪くなり、乳酸がたまり、また神経も常に同じ場所で圧迫されるということも起こり、痛み、しびれが出るのです。結局、同じ姿勢を続ければ続けるほど、身体に悪影響を及ぼしてしまうのです。人間はたとえだらしなくて悪い姿勢であっても、その姿勢が楽で正しいのだと感じるよう、脳がだまされてしまうのです。一度、だまされてしまうと本当に正しい姿勢に対して、すごく違和感があるように感じてしまうようになるのです。

ですから同じ姿勢を続けているときはできれば最低1時間に1回、できるなら30分に1回、身体をリセットするようにしてください。行うのは、肩甲骨を回す、寄せる、またアゴを動かし、肩から力を抜く、肩を回す、首を前後左右に傾けて筋肉を伸ばすといった簡単なストレッチ程度の運動で充分です。また立ち上がれる環境なら、腰をひねったり、全身で伸びをするといった動作も効果的です。特に肩甲骨を動かす運動は舌骨を動かすとともにアゴも動かしますから、全身によい影響をもたらします。

寝る前は軽く全身のストレッチをしてください。疲れていると、すぐにでも布団にもぐりこみたくなりますが、グッとこらえて全身を伸ばすのです。腹ばいになって5回程度思いっきり伸びをしてみてください。アゴ周辺も硬くなっていることが多いので『アゴーラル体操』を思い出して、ゆっくり回転させる、前に出す、後ろに引くなどの動作をしてください。耳を引っ張って、もみほぐすのも血流を促すのに効果的です。ここで注意したいのはあくまでも軽く行いましょう。あまり心拍数を上げる運動をすると、今度は眠れなくなってしまうので要注意です。

アゴの調子が悪いとき、枕は高さが調節できるバスタオルを使う

今、世の中には低反発や、高反発などのそれぞれが高い機能性をうたった枕があふれています。それでも、自分にとってしっくりせず、オーダーメイドする方もいらっしゃ

います。地球の重力のもとで、直立二足歩行をして活動している私たちにとって、水平に身体を横たえて休息する睡眠の時間は、オンオフの切り替えのためにも、とても大切です。

また、なかなかこれといった枕に出合えず、いろいろな枕を試す人のことを枕難民と言うとか。枕は人生の約3分の1の時間、使用していることになるわけですから、いいものを求める気持ちは充分理解できます。しかし枕が合う、合わないというのは、その人の現在のアゴずれや姿勢の状況によって異なるものです。アゴが正しい位置で、背骨が正しいS字弯曲がキープできている人と、さまざまな歪み方をしている人とでは、合う枕の形状や硬さなどに大きな違いが出るのです。基本的には、頭、首のカーブ、肩の3ポイントを適度に保持できていて、左右に無理なく寝返りが打てる枕がよいとされています。元気な赤ちゃんが、頻繁に寝返りを打つのは、自然に睡眠時の身体をリセットできているからです。逆に、病気などで寝返りを打つことが不自由になると、同じ部位が圧迫され続けて、さまざまな問題が生じるのです。

ですが、この本を読み、アゴの位置を意識し、体操をするようになると、徐々に頭や首や肩のラインも改善してきます。そうなると以前は寝やすかったはずの枕が、だんだんと合わなくなることもあり得るのです。ですからアゴずれの修正をしているときには、フェイスタオルやバスタオルを重ねて、状態に応じて、高さや形状を徐々に変えていくことをお勧めしています。しばらくして、アゴ、首、肩の改善が落ち着いたときに自分の首のカーブにあった枕を購入するのがよいでしょう。

いい枕は頭と首の前弯カーブをサポートしつつ、かつラクに寝返りが打てるということが重要視されるので、低反発枕は人によっては使用を控えたいところです。身体を横たえた直後はとてもリラックスできる気がしますが、結局、寝返りができない状態となりやすく、朝まで同じ姿勢のままになることもあります。頭、首、肩が睡眠中リセットされないことで、かえってアゴ、首、肩の状態がよくない方には、今の首の状態のまま固まってしまう心配があるのです。

骨休めという言葉がありますが、「寝る」とは、重力から骨を休めるために行うこと。骨、とくに脊柱は立ったり、座ったりと一日過ごしているうちに、骨の間が徐々に詰まってきます。寝ることにより、この骨の間を広げてやり、筋肉もリラックスさせ、椎間板をストレスから解放し、明日への活力を蓄えられるのです。

また、日中の交感神経オンの状態から、副交感神経をオンにすることで、自律神経系からの健康のバランスが自然と保たれることになるのです。

おわりに

従来より、歯科が啓蒙してきた全身的な健康に関係することといえば、「よく何回も噛むことにより脳に刺激がいき脳の活性に役立つ、食物の消化、吸収を促進し、さらに満腹中枢を刺激し、肥満防止効果がある。また、そのとき出る唾液に含まれる抗菌、消化作用の酵素、その他ホルモンなどによりさまざまな効能がある。また、歯周病菌は心内膜炎、糖尿病、誤嚥性肺炎との関連から、予防のための歯磨きの重要性など」です。

一般に噛み合わせとは歯並びのことであり、きれいに並び上下の歯がきちんと接触することなど、審美面からのアドバイスが多いようです。ときどきマスコミなどを通じ、首凝り、肩凝り、頭痛などとの関連が話題になることもあります。

しかし実際のところ、材料や歯科治療機器が進歩してはいるものの歯科の世界においてはいまだに確定的な噛み合わせの基準となる統一理論というものはありません。そのため、臨床的な理解はあっても、なかなか理論化まではしにくい面があります。見た目の歯並びがいいからといって、よい噛み合わせであるとは、必ずしも言えないのです。いくらきれいに見えても、歯が生えている土台のアゴがずれている場合、少なからず全身に対し悪影響を及ぼし続けることになるのです。

私は、この噛み合わせについての考え方の重大な違いを、友人の治療をきっかけに知ることとなりました。そして、全身の健康に関する新しい理論の元での本格的な治療の第一号となったのは、いつも私を一番に応援してくれていた母親でした。母は当時、体調が優れず、腰痛などがひどくなり、整形外科や鍼灸、マッサージなどに通っていました。そしてだんだんと痛みが激しくなってきたので、手術なども勧められていました。お恥ずかしい話ですが、この噛み合わせの勉強をして気づいたことから、私が今まで母にしてきた歯科治療を改めてチェックしてみると、直さなければならないところがよくわかりました。冷や汗がでました。

母は今まで私に噛み合わせの調子が悪いなどとは、ひと言も言いませんでしたし、身内への甘えもあり、しいて検診もせずそのままにしていたのでした。そして、自分なりの新しい理論、治療法でやり直すこととし、歯科の技工もできるだけ自分で行うようにしました。やっと完成したとき、母は突然「痛みがとれた」とバンザイをしてくれました。その後は手術もせず、元気に歩けるようになっていきました。この勉強をはじめなければ、決して今までの自分の治療では何が足りなかったのかに気づくことができなかったでしょう。さまざまな原因不明の不調、歪み、痛み…それらはもしかするとアゴの位置を正しくすることによって改善できるかもしれません。

この本のタイトルは「なぜアゴの位置を正すと、痛み・歪みが消えるのか?」とつけました。ところで、「正す」とはいったいどういうことなのでしょうか? 辞書によると、「今ある状況をさらにいい状況にすること、よくないところ、間違っているところを直すこと、乱れているところを整えること、道理にかなっているかどうかはっきりさせる」と書いてありました。また、「襟を正す:それまでの態度を改めて気持ちを引き締めること」、「本を正す:物事の原因や起こりを調べてはっきりさせること」「姿勢を正す:身体の構え方や心構えなどを改めて整えること」などがのっていました。

私がさまざまな分野から学んだ現在の心境として、歯科医がこれから全身の健康に関連して一番役立てる分野とは、「顎、アゴを正す」このことに尽きると確信しています。「正すべきはアゴなのです」。この本を読んでいただいたあと、皆様の痛み、歪み、不調の改善に少しでも役立つようなこととなれば幸いです。

最後に、出版に至るまでの妻をはじめ、家族全員の協力に心より感謝します。

２０１５年7月

佐藤嘉則

巻末資料

アゴずれ治療の最前線

最後に当院での、治療の流れを説明しておきたいと思います。基本的な相談から診察、適応判定、検査、診断、治療の流れは次のとおりです。

初診相談時

調療健康調査表記入による事前確認、症例別スクリーニング

問診

症状、経過、既往歴、悩み、希望など

簡易式口腔、顎・咬合診査、簡易式全身的診査

姿勢、重心バランス、筋触診、圧痛硬化点、徒手筋力テスト、アプライド・キネシオロジー柔軟性チェックなど

口腔、アゴ、咬合、身体、精神面など全体的状況の把握など

顎偏位症、アゴずれ治療、適応判定検査

当院でのアゴずれ治療が症状改善のための適応となるかどうかの判定検査

立位による不調、不快症状の確認

顎位（下顎の三次元的位置）の仮の修正をしたあとの瞬時の改善変化反応の有無を診て判断、患者自身とも改善状況について確認

（この時点での検査でアゴのずれと直接関係のない不調、不快症状は改善変化反応が一切起こらず、適応外であると判断されます。つまり、原因はアゴずれ以外のものとなります）

※下アゴが関係している不調、不快症状の下アゴを修正した時に起こる即時の改善、変化の例

首、肩、腰の凝りが瞬時にやわらかく変化する

重心バランスがよくなる、ふらついていた上体がしっかりしてくる

両腕の筋力が均等化し、力強くなる
身体が軽く感じる、痛みがやわらぐ
前屈などの柔軟性が増加する
目のピクピクが減る
視界が明るく感じる
制限されて上がりにくかった腕が、より上がるようになるなど

特徴

当クリニックの顎ずれ治療は本格的な治療をする前に改善効果の体験と適応判定が行えます。

顎偏位症、精密診査及び確定診断

●診査、検査法

顎顔面写真　正面、側面、開口、閉口など

全身写真　正面、後面、左側面、右側面など
姿勢検査（計測ラインボード）

●顎態模型分析
下顎運動解析機器（シロナソアナライジングシステム　など）
咀嚼、限界、言語発声運動など

●デジタルレントゲン撮影
パノラマ
顎関節（ＴＭＪ）閉口、開口
セファログラム　正面閉口、開口
側面閉口、開口
断層撮影など

●重心バランス三軸チェック（アゴずれマット）　閉眼、開眼
シェイプアップバランサー（デジタルカウンター）　片足立ち、両足立ち

●筋触診　アゴ、口腔、頭頸部、肩、腰、足など
圧痛点、トリガーポイント、ＰＥＫ−１（生体組織硬度計）

●柔軟性テスト、関節可動性、安定性など

●徒手筋力テスト（整形外科学的検査及びキネシオロジー）
アプライド・キネシオロジー（神経システムに起因する筋力検査）
セラピーローカリゼーション
チャレンジ（ターゲットとなる症状の改善判断）
スパーリングテスト（頸椎症などの異常判断）　など

以上のようなさまざまな診査、検査データの最終分析結果により診断（アゴ、口腔はもとより、頭頸部、肩、胸、腰、足などについてもさまざまな視点、方法でより厳密な診査、診断が必要となります）。

全身症状が長期に固定し慢性化した重症の患者さんの場合には、アゴの位置を修正するときのほんの少しの角度や距離の違いでまったく改善、治療効果が異なります。まさにそのピンポイントの正しい位置で下アゴが是正されたときに劇的な改善変化が起こるのです。

その患者さん個人にとっての最適な下アゴの構造的、機能的、生体力学的バランスなどを確定し、「最適是正下顎位」としてアゴの位置の採得を行います。その採得した顎位により、顎偏位症、アゴずれによるアゴ矯正、修正、保定などのための独自のマウスピース状の装置を製作します。

現在の歯科医療では、口腔内のみの虫歯、歯周病及びその予防が中心となっています。ましてや、歯科の傷病名のなかには、全身の疾患に関するものはほとんど存在しません。

また、治療の基本的な考え方として、現在のその患者さんの噛み合わせの状態が正しいということを前提として、治療が進められ、削ってから、詰めたり、かぶせたりという治療は、治療前の状態を極力変えないようにすすめられます。

現在の進歩したとされる歯科医学でも、正しい噛み合わせの統一基準というものは一切存在しません。また、見た目の歯並びがいいからといって、噛み合わせがいいとは限らないのです。古くから、噛む筋肉の力、顔かたちのバランス比率、ものを飲み込むときの位置、唇を閉じてアゴを安静にしたときの位置など、多くの基準が考えられましたが、どれも医学的根拠ははっきりしないのが現状です。

歯科医というものは噛み合わせに必ず関与しているが、その噛み合わせが全身の健康にはほとんど関係ないという立場の歯科医も多いし、噛み合わせ治療というものは、その個人のかみ合わせに対する知識や実績によって、実際の内容は大きく違うものとなってしまっています。

歯科では、代表的な噛み合わせ理論の「中心位」というものをベースに説明されることが多いのですが、その中心位の決定基準でさえ、歯科の歴史のなかで3回以上も内容の変更がなされています。一般的なマウスピース治療の考え方においても同様で、すべての歯科医が同じ知識、技術、方法で治療を行っているわけではありません。

特許取得　幸健美マウスピース

A.S（AGORAL SUTRAX）　一般向け既製ソフトタイプ（種類別）

主に筋肉バランスからの是正　三次元ストレッチ・トレーニングギア

顎偏位修正効果　モディオラス対応口腔周辺筋強化

標準使用時間　1日10～15分

MOSP（MANDIBULA ORTHOPEDIC SPECIAL POSITIONER）

個人別制作タイプ（最適是正下顎位にて製作）

主に骨格バランスからの是正　顎偏位矯正保持装置

顎偏位矯正効果　ハード・ソフト・ホールドタイプなど

標準的治療期間　約1か月ごとの調整にて6か月程度

（矯正の治療期間は、不調、不快症状、歪み、ずれの程度、不調の経過期間、年齢、体力、身体的、精神的要因、遺伝的要因など個々により異なります）

最適是正下顎位に安定するまでの過程における口腔内処置は、必要最低限の範囲にとどめるように進めていきます（なお、一般のマウスピースにおいては、現在の習慣性開閉運動を利用して製作しますので、このようなアゴのずれ、歪みを是正する効果を目的にはしていません）。

参考文献

1.『カパンジー　機能解剖学Ⅲ』　A.I.Kapandji 著　医師薬出版
2.『アプライドキネシオロジー　シノプシス』　栗原修（著）　科学新聞社出版局
3.『エッセンシャル・キネシオロジー』　Donald A.Neumann、Paul Jackson Mansfield（著）　南江堂
4.『構造医学解析Ⅰ』　吉田 勧持（著）　エンタプライズ
5.『図説東洋医学　基礎編』　山田光胤、代田文彦（著）　学研マーケティング
6.『整形外科学』渡辺良（著）　金芳堂
7.『ＳＴＥＰ耳鼻咽喉科』高橋茂樹（著）　海馬書房
8.『ヒトのからだ　生物史的考察』三木成夫（著）　うぶすな書院
9.『靭帯性関節ストレイン　オステオパシー・マニピュレーション』　コンラッド・スピース、ウィリアム・トーマス・クロウ（著）　エンタプライズ
10.『直立機構と発病のメカニズム』　臼井五郎（著）　エンタプライズ
11.『ホリスティック医学入門』　帯津良一（著）　角川書店
12.『Dr. ジョーンズのストレイン・カウンターストレイン』　:Dr L.H. ジョーンズ, D.O./Dr E. ゲーリング, D.O./ランドル・クスノセ, P.T.（共著）　ジャパン・オステオパシック・サプライ

13.『ヒトはなぜ治るのか』　アンドリュー・ワイル(著)　日本教文社
14.『2022─これから10年、活躍できる人の条件』　神田昌典(著)　PHP研究所
15.『うつと気分障害』　岡田尊司(著)　幻冬舎
16.『腰痛はアタマで治す』　伊藤和磨　集英社
17.『宇宙飛行士は早く老ける?──重力と老化の意外な関係』
ジョーン・ヴァーニカス(著)　朝日新聞社
18.『スポーツ科学の教科書』　谷本直哉(著)　石井直方(監修)　岩波出版

なぜアゴの位置を正すと、痛み・歪みが消えるのか？

あなたの身体はアゴで激変する！

2015年8月25日　初版発行

著者　佐藤嘉則

佐藤嘉則（さとう・よしのり）
一般社団法人　日本調療協議会理事長、幸健美歯科クリニック院長。1981年、城西歯科大学（現・明海大学歯学部）卒業。総合病院歯科勤務などを経て、1996年歯科クリニックを開業。しかし、長期の体調不良に悩む友人との再会をきっかけに、新たな分野に挑戦することを決意。クリニックを閉院後、2002年から2年間の集中学習生活に入る。2004年幸健美歯科クリニック　顎・咬合センター開業。2009年日本調療協議会理事長に就任。2013年『口腔周辺筋強化マウスピース』の特許取得。顎のバランス、心身の調和からのホリスティック歯科医療の追求のため、さまざまな活動を展開中。
http://koukenbi.com

発行者　佐藤俊彦
発行所　株式会社ワニ・プラス
〒150-8482
東京都渋谷区恵比寿4-4-9　えびす大黑ビル7F
電話　03-5449-2171（編集）
発売元　株式会社ワニブックス
〒150-8482
東京都渋谷区恵比寿4-4-9　えびす大黑ビル
電話　03-5449-2711（代表）
装丁　橘田浩志（アティック）
小栗山雄司
編集協力　原田英子
イラスト　岡本典子
DTP　平林弘子
印刷・製本所　大日本印刷株式会社

ISBN 978-4-8470-6085-4
ワニブックス【PLUS】新書HP　http://www.wani-shinsho.com